控血压、护血管，
食养全家一本就够

左小霞　孙　莹／编著

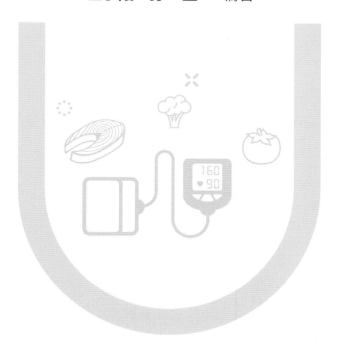

中国轻工业出版社

图书在版编目（CIP）数据

控血压、护血管，食养全家一本就够 / 左小霞，孙莹编著 . —北京：中国轻工业出版社，2024.4
ISBN 978-7-5184-4649-0

Ⅰ.①控… Ⅱ.①左… ②孙… Ⅲ.①高血压—防治
Ⅳ.①R544.1

中国国家版本馆 CIP 数据核字（2024）第 013816 号

责任编辑：赵　洁　责任终审：高惠京　　　设计制作：悦然生活
策划编辑：付　佳　责任校对：朱　慧　朱燕春　责任监印：张京华

出版发行：中国轻工业出版社（北京鲁谷东街 5 号，邮编：100040）
印　　刷：北京博海升彩色印刷有限公司
经　　销：各地新华书店
版　　次：2024 年 4 月第 1 版第 1 次印刷
开　　本：710×1000　1/16　印张：12
字　　数：200 千字
书　　号：ISBN 978-7-5184-4649-0　定价：49.80 元
邮购电话：010-85119873
发行电话：010-85119832　010-85119912
网　　址：http://www.chlip.com.cn
Email：club@chlip.com.cn

高血压是常见的心血管疾病，也是人类健康的头号杀手。目前，我国的高血压患病率持续上升，2019年我国出台的《健康中国行动（2019-2030年）》和国家心血管病中心发布的《中国心血管病报告2023》显示，我国高血压患者有2.7亿人，18岁及以上居民高血压患病率为25.2%。随着超重、肥胖现象的增多，生活节奏的加快，饮食的不均衡等，高血压已不再是老年人的专利，许多年轻人甚至儿童也深受其害。因此，对每一位家庭成员来说，高血压的防控与干预都非常必要。

饮食调养是高血压防治中十分重要的环节：吃对了，有利于血压平稳；吃不对，血压就容易来回波动甚至飙升……那到底该吃什么、如何吃，才能有效防控高血压呢？

2023年，国家卫生健康委员会发布了《成人高血压食养指南（2023年版）》，指南中着重强调了高血压食养的5条原则和建议，包括减钠增钾，饮食清淡；合理膳食，科学食养；吃动平衡，健康体重；戒烟限酒，心理平衡；监测血压，自我管理等，为高血压的饮食调养指明了方向。

为了大家能够更深入地掌握指南中的精髓，并合理运用于日常饮食中，我们编写了本书。本书以高血压家庭防控为核心架构，主要内容包括：为中青年人、一般老年人、高龄老年人、肥胖群体打造三餐食养方案；为上班族、外食族、全家过节聚餐制订饮食计划；针对高血压的不同证型提供中医药膳调理方案；为高血压特殊人群及并发症患者提供控压饮食方案等。书中的每一道食谱，都经过营养学专家精心考究，有详细做法、配图和烹饪妙招，简单易懂、搭配合理、轻松上手、营养美味。

有了这本书做指导，大家就不必谈高血压而色变了。只要每一位家庭成员都遵循均衡的膳食理念，认真规划自己的一日三餐，就能将高血压拒之门外！

Q1

血压多高算高血压？
具体的判断标准是
什么？

未使用降压药的情况下，非同日 3 次测量收缩压≥140mmHg（毫米汞柱）和 / 或舒张压≥90mmHg，可诊断为高血压；既往有高血压史，目前正在服用降压药的情况下，血压虽低于 140/90mmHg，也应诊断为高血压。

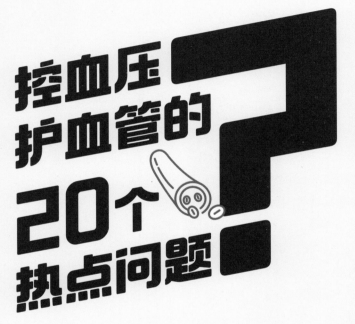

控血压
护血管的
20个
热点问题

Q2

父母患有高血压，子女就一定会得高血压吗？

调查发现，高血压患者的子女患高血压的概率明显高于父母血压正常者。然而，高血压是多种因素共同作用的结果，当遗传因素与环境因素共同发挥作用时，疾病才会发生。父母患有高血压，子女不一定会得高血压，但每个人都应养成并坚持健康生活方式，并定期监测血压（未患病前至少每年测量一次血压）。

Q3

高血压是胖人的"专利"？

高血压的诱因比较多，肥胖仅是其中一个因素，年龄增加、长期吸烟、嗜酒、久坐、缺乏运动、精神紧张、失眠、高盐饮食等都会促使血压升高，有些身材苗条的人也会得高血压。

Q4

血压是不是降得越快越低越好？

有人认为血压高了就要赶快采取降压措施，把血压降得越低越好。其实，降压治疗的原则是缓慢、平稳，通常以4~12周达到降压目标为好。血压下降过快、过低，患者都会出现不适，如头晕等。

Q5

为什么要注重测量周一时的血压？

临床发现，有不少高血压患者每周一血压容易上升，这是什么原因呢？有分析认为，这一方面和高血压患者一时难以适应繁重的工作压力有关，另一方面也和假期高脂饮食和吸烟酗酒有关。因此，要注意改善假期的生活习惯，并测量每周一的血压。

Q6

什么情况下需要测24小时动态血压？

对于疑似白大衣性高血压、隐匿性高血压、清晨高血压、夜间高血压、阵发性高血压、给予适当降压治疗但血压仍然不达标的患者，为进一步调整降压药以及怀疑餐后低血压而在诊室不能明确的患者，均应实施24小时动态血压监测。

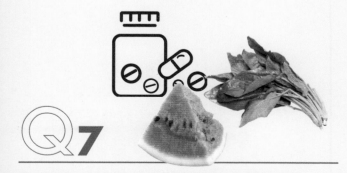

Q7

哪些食物有助于减少降压药的不良反应？

富含钾的食物。治疗高血压时，常将降压药与利尿剂配伍使用，有些利尿剂在排出钠和水分的同时也把钾排掉了，钾流失过多会引起乏力、肌肉麻痹、感觉迟钝等症状。因此，高血压患者在服用利尿剂期间，应多吃富含钾的食物，如西瓜、红豆、大豆、葡萄、番茄、菠菜、香蕉等。

Q8

控血压，食疗可以代替药物吗？

不可以。不少食物虽然含有调节血压的物质，但只能作为辅助手段，并不能代替降压药。

很多人说绿茶能控压，能多喝吗？

医学研究发现，绿茶中含有黄酮醇类抗氧化物质，有控压作用，平时适量饮用有助于控血压。但这并不意味着喝绿茶多多益善。高血压患者饮茶必须适量，而且忌饮浓茶。因为茶叶中富含咖啡因等，饮用浓茶后可引起血压上升，且浓茶中的茶碱还有可能引起大脑兴奋、失眠、心悸等。

此外，吃降压药不宜用茶水送服，以免降低药效。

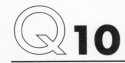

睡前喝杯水，对于控血压、护血管有什么益处？

人在熟睡时会微微出汗，造成血液中的水分逐渐减少，血液黏度变高。对于心血管疾病患者来说，睡前喝水最大的好处是有助于降低血液黏度，从而降低心肌梗死、心绞痛、脑卒中等突发事件发生的概率。

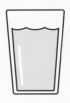

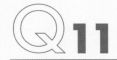

只要坚持运动，就可以不吃降压药吗？

运动替代不了药物治疗，只能作为高血压综合治疗中的一个重要组成部分。经过一段时间的适度运动后，高血压患者可以请医生根据近期的血压情况，调整原有的用药剂量和方案，但切忌自行停药。

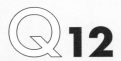

运动控压的最佳时间是早上，还是晚上？

早晨，人的血压较高，尤其是清晨高血压、晨峰高血压患者血栓形成的危险性会相对增加。因此，对于高血压患者来说，有氧运动的理想时间应选择在黄昏、晚饭前。睡觉前不宜做大量、剧烈的运动，过度兴奋会影响睡眠。

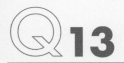

控血压最好的运动方式是什么？

阳光下快走是一项非常适宜控血压的有氧运动。快走虽然运动强度比较小，但坚持锻炼能够增强心肺功能，促进新陈代谢，对于控血压有很好的辅助作用。建议每次快走 30 分钟以上，或者每次至少 10 分钟，全天累计 30 分钟到 1 小时。

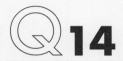

什么情况下血压容易波动？生活中应该怎样避免？

一般来说，季节变换、气温骤变或屏气排便时，血压都容易波动。因此，冬春季节，尤其是换季气温变化较大时，要注意防寒保暖；排便时注意不要太过用力，并尽量避免便秘。

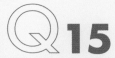

高血压患者每年定期输液，能保护血管吗？

输液保护血管没有任何科学依据，保持健康的生活方式和科学口服降压药更靠谱。

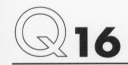

慢跑适合高血压患者吗？

慢跑既不剧烈，又可随时调整运动量，且对场地要求不高，不需要任何运动设施，也不需要昂贵的器材，只要有一双运动鞋就可以了，是比较适合高血压患者的有氧运动。慢跑能增强人体的心肺功能，促进新陈代谢，维持健康体重。慢跑时长可以由少到多，每次以 15～30 分钟为宜。要注意的是，跑速要慢，不可随意加速。

另外，合并冠心病的患者，慢跑以不诱发憋闷等心肌缺血现象为原则。

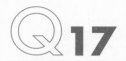

确诊高血压就一定要用药吗?

一旦确诊为原发性高血压,首先要注重日常监测,记录血压和心率,是否服药需遵从医嘱,并进行系统治疗,定期到医院复查。若被诊断为继发性高血压,则要积极治疗原发疾病。如果血压只是一过性升高,要与医生共同寻找引起血压升高的原因,确定原因后,经由医生判断是否用药,并尽量避免类似情况发生。

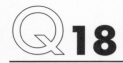

血压正常,就可以停药了吗?

高血压患者千万不可自行停药,以免造成血压大幅波动,给心脑血管带来危害。接受药物治疗的高血压患者,即便血压常年维持在正常水平,这种"正常"也是改善生活方式和降压药物共同作用的结果。如果停止服药,血压极有可能恢复到治疗前的水平甚至更高。因此,高血压患者应遵循"按时服药、定期复查"的原则,切勿擅自停药。如果患者的血压已长期稳定,可咨询医生,在医生的指导下,循序渐进调整用药方案。

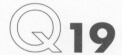

降压手环、降压鞋,真能降血压吗?

目前没有任何官方数据或科学研究证明降压手环、降压鞋等能降血压。有些药用鞋垫、脚底按摩鞋垫可能有一定辅助降压作用,但绝对替代不了药物。

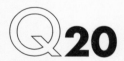

对别人有效的药,对自己也一定有效吗?

高血压患者的血压水平,伴随的危险因素、相关疾病、遗传背景等因人而异,这些都决定了高血压在治疗上存在明显的个体差异,医学上称之为"个性化"。降压药品种众多,不可自行选择,一定要去医院就诊后由医生决定用药。

目 录

第 **1** 章

『控血压、护血管』家庭饮食的核心关键：『三低三高七分饱』饮食法

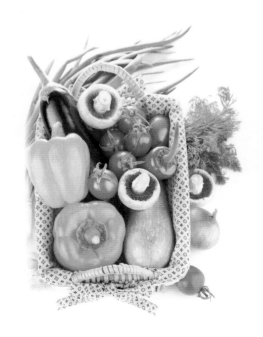

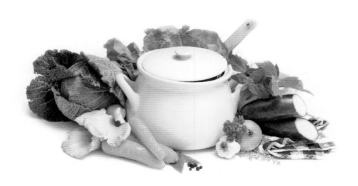

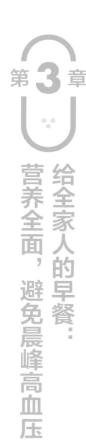

第 **3** 章

给全家人的早餐：
营养全面，避免晨峰高血压

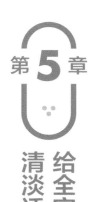

第 **5** 章

给全家人的晚餐：
清淡适量，提防夜间高血压

第 **6** 章

工作餐、外食、节日餐，吃对吃好，体重不增、血压不升

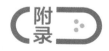

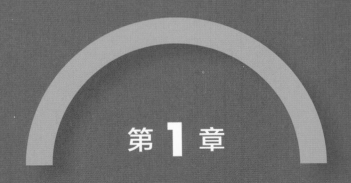

第 **1** 章

"控血压、护血管"
家庭饮食的核心关键：
"三低三高七分饱"
饮食法

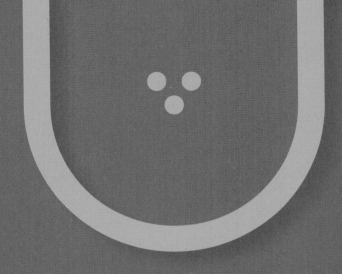

"三低"饮食，稳控血压不飙升

低盐——如何做到盐每天不超过 5 克

盐是日常饮食中必不可少的调料，但摄入过多的盐，血液中的渗透压就会升高，从而引起水钠潴留，血容量增大的同时还会加重心脏负担，使血压不易控制，因此日常饮食中要控制盐的摄入量。

正常情况下，每人每天摄盐量应控制在 5 克以下。高血压患者限制食盐摄入对控压有显著作用。

日摄盐量≤5 克

5 克盐约为
一啤酒瓶盖（去除软垫后）的量

怎样将 5 克以下的盐分配到三餐当中

如果在家烹饪三餐，则应该合理分配盐用量。如每天食用 4 克盐，午餐占三餐的 40%，则午餐每人的用盐量不超过 1.6 克（4×40%），早餐、晚餐用盐量依此类推。

留意生活中的隐形盐，保护血管不生锈

"隐形盐"指酱油、酱类、咸菜、鸡精、味精、蚝油、香肠、火腿肠、甜点以及高盐食品中看不见的盐。在日常生活中，我们离不开各种各样的调味料，许多调料都是"含盐大户"，却常常被忽视。日积月累摄入钠过多，就会损伤血管，使血压增高。因此，要小心提防调味料中的隐形盐。

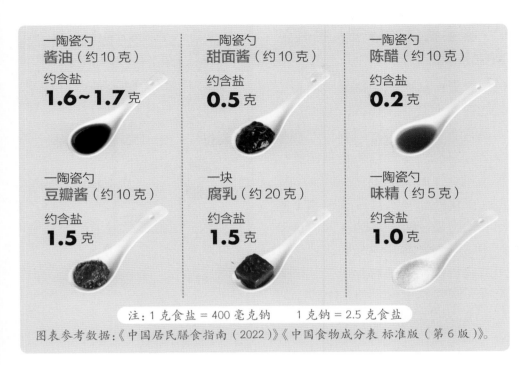

注：1 克食盐 = 400 毫克钠　　　1 克钠 = 2.5 克食盐

图表参考数据：《中国居民膳食指南（2022）》《中国食物成分表 标准版（第 6 版）》。

相较来说，醋的含盐量最低，烹制菜品时可以用适量的醋调味，减少酱油的摄入，可有效控盐。

在加工食品和调料中有许多隐藏的盐，一不注意就会摄入过量。有些高盐食物还披上了狡猾的"外衣"——加入了糖等其他调料，把盐的咸味掩盖掉。所以，一定要提防这类高盐食品的摄入。

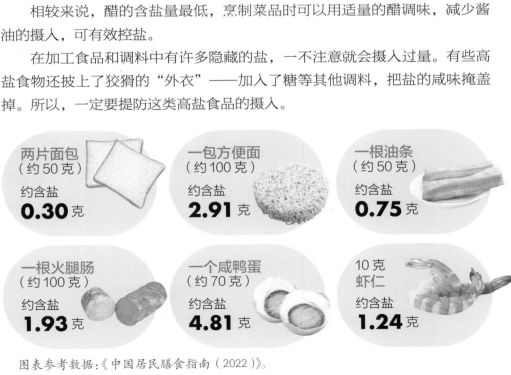

图表参考数据：《中国居民膳食指南（2022）》。

学会看食物标签，将高盐食品拒之门外

加工食品中的含盐量会随着工艺的变化而变化。那么，怎么知道食品含多少盐呢？我国颁布的食品安全国家标准《预包装食品营养标签通则》（GB 28050—2011）中规定，在食品标签的营养成分表上需标明钠含量。所以在购买加工食品时，只要查看营养成分表，就可以知道这份食品中的钠含量了。一般而言，钠营养素参考值（NRV）超过30%的食品要少买少吃。

营养成分表

项目	每100克	营养素参考值 %
能量	2063 千焦	25%
蛋白质	4.6 克	8%
脂肪	21.0 克	35%
─反式脂肪	0 克	
碳水化合物	71.0 克	24%
钠	750 毫克	38%

注：这份食品每100克含盐量为750毫克，营养素参考值（NRV）超过30%，因此最好慎食。

精准减盐小窍门

控盐勺法： 家中备一把控盐勺，能够帮助控盐。控盐勺平平的一勺为1~2克，对掌勺人来说，有了它，放盐时心里就有数了。

替代法： 烹调时用醋、柠檬汁、番茄、洋葱、罗勒、香料、姜等替代一部分盐和酱油。芝麻酱、核桃碎味道鲜香，也是很好的调料。做凉菜、凉面时加些芝麻酱或核桃碎，既可减少用盐量，味道也很可口。

专家答疑 家庭控血压高频问题

低盐饮食，是不是说吃盐越少越好？

低盐饮食并不是吃盐越少越好，更不是不吃盐。如果长期过度限制盐的摄入，会引起低钠血症，出现眩晕、食欲不振、四肢无力等现象，严重时还会出现恶心、呕吐、心率加速、脉搏细弱、肌肉痉挛、视物模糊、昏迷等症状，甚至危及生命。

最有利于控盐的三种烹饪方法

多采用蒸、烤、煮等烹饪方式，不是每道菜都需要加盐，享受食物天然的味道。

在食物煮熟或炖汤结束时再放盐，让咸味保留在食材表面，这样就不会入味太重，可以减少用盐量。

别在汤羹太热时放盐。汤羹温度过高时，舌头对咸味的敏感度会降低，如果这时尝起来合适，放至常温时就会偏咸。因此，给汤羹放盐调味时，可以待其降至常温后再放，或者临出锅时放盐。

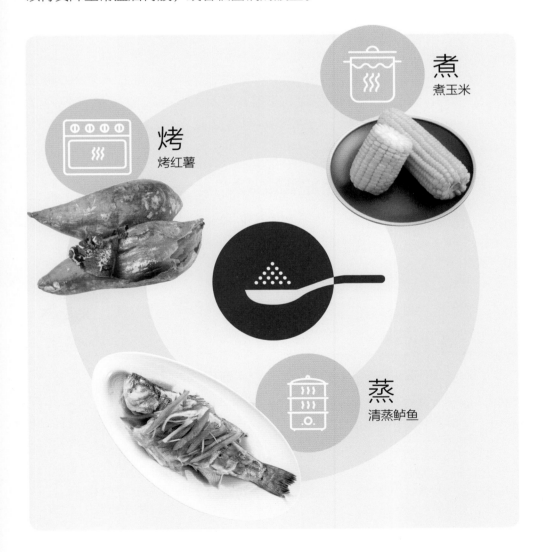

煮
煮玉米

烤
烤红薯

蒸
清蒸鲈鱼

低糖——平稳血糖，提防"三连杀"

　　一般认为，高血压的形成与盐摄取过量有关，因此很多医生强调控血压时应尽可能减少盐的摄入，吃清淡的饮食，却忽略了过多地摄取糖对血管的危害。

糖对血压的影响不可低估

　　当摄入的糖分超过生理需要时，多余部分就会转化为脂肪储存在体内。体内脂肪堆积过多会使身体发胖，肥胖是高血压的一大诱因。脂肪堆积过多还会使体内胆固醇水平增高，过多的胆固醇很容易在血管壁上沉积，从而导致动脉粥样硬化，加重高血压的病情。

　　另外，高血压患者摄入过多糖分，血糖会突然升高，高血压和高血糖通常相互关联，会促进糖尿病的发生，不但容易损伤心脑血管，而且特别容易损伤肾、眼等器官。所以，一定要限制糖的摄入，少吃甜食、少喝碳酸饮料等。

日常饮食如何减少添加糖的摄入

　　1. 白开水是最好的饮料，尽量不喝含糖饮料。

　　2. 甜品中的糖可通过限制食用量或者减少制作过程中的用糖量来减少摄入。

　　3. 烹饪时也要少加糖，如果喜欢用糖调味，要控制用量。

　　4. 在选购包装食品时，要先看食品营养标签，尽量选择低糖食品。

　　5. 市场上的普通酸奶含有较多的蔗糖，不宜过量食用，应尽量选择无糖酸奶，或者自制酸奶食用。

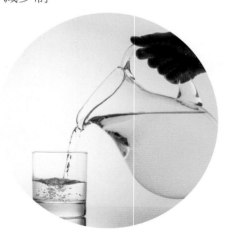

白开水是最好的饮料，
尽量不喝含糖饮料

减少精米白面量，搭配粗杂粮摄入

不仅甜食中含糖，米饭、馒头、面条等精制主食中也含有大量的糖分。因此选择主食时不宜太精细，适当增加粗杂粮的摄入。可以将细粮和粗粮搭配在一起食用，就可以均衡糖类（即碳水化合物）的摄入。

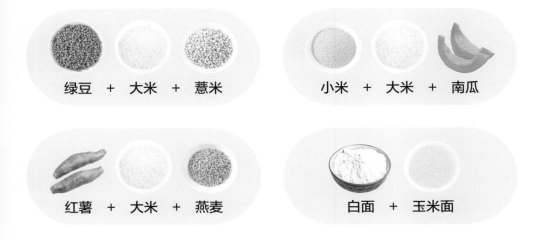

绿豆 + 大米 + 薏米

小米 + 大米 + 南瓜

红薯 + 大米 + 燕麦

白面 + 玉米面

这样吃饭，血糖不会急剧上升

蔬菜除了根茎类以外，不会使血糖值过快上升。畜禽肉和鱼消化时间长，也不会使血糖值过快上升。先吃这些食物，再吃米饭等生糖指数高的食物，两餐之间可以进食少量水果，血糖值就不会急剧上升，体重也能得到控制。

专家答疑 家庭控血压高频问题

烹饪食物时，怎样做有助于控糖？

烹饪食物时，尽量不要过度加工，如蔬菜不要切得太碎、太小，甚至制成泥状，因为食物切得太细碎，不仅营养损失严重，也减少了咀嚼，吃进去血糖升高速度变快，这些都对血压和血糖的控制不利。

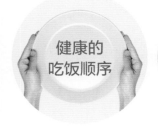

健康的吃饭顺序 ▶ 先吃蔬菜 ▶ 再吃畜禽肉和鱼 ▶ 最后吃米饭等糖类食物 ▶ 两餐之间进食少量水果

要注意：控糖要远离的三大类食物

1 甜饮料

喝进去的全是糖

甜饮料不需要咀嚼，很容易饮用过量，造成糖摄入量超标。如果你平时喜欢喝甜饮料，最好要远离。

1 瓶可乐（500 毫升）
含糖量 **57** 克
约为 **17** 块方糖

1 杯市售橙汁（350 毫升）
含糖量 **37.4** 克
约为 **11** 块方糖

2 油炸食品

每一口都糖分超标

油炸食品因为没有甜味，容易让人放松警惕，但其含糖量高得惊人。每次想着只吃几口没关系，但次数多了，糖类也会累积过量。

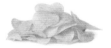

1 袋薯片（60 克）
含糖量 **30.3** 克
约为 **9** 块方糖

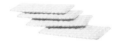

1 袋苏打饼干（100 克）
含糖量 **76.2** 克
约为 **23** 块方糖

3 糕点

白砂糖 + 淀粉，甜蜜的多重诱惑

糕点中不仅含有白砂糖，还有面粉、大米、糯米等原料，可谓多重糖分。哪怕只吃一点，糖分摄入也易超标，最好不吃。

1 小块奶油蛋糕（60 克）
含糖量 **25.8** 克
约为 **8** 块方糖

1 袋甜面包（100 克）
含糖量 **58.6** 克
约为 **18** 块方糖

注：1 块方糖的含糖量约为 3.3 克。

常见低糖食物大盘点

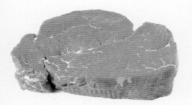

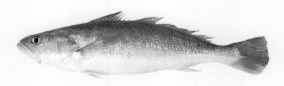

黄花鱼含糖量 0.8 克

牛肉含糖量 0.5 克

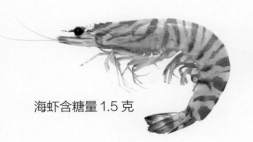

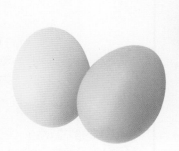

海虾含糖量 1.5 克

猪肉（里脊）含糖量 0 克

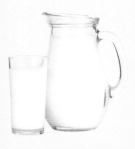

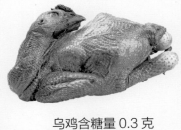

乌鸡含糖量 0.3 克

牛奶含糖量 5.0 克

鸡蛋含糖量 2.4 克

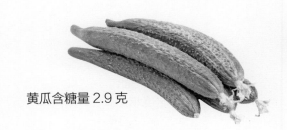

黄瓜含糖量 2.9 克

生菜含糖量 1.1 克

注：以上食材为每100克可食部分含糖量。

低脂——脂肪超标是血压升高的罪魁祸首

低脂肪食物热量通常较低，有利于控制体重；也不会使人体摄入过量的饱和脂肪酸，有利于预防和控制高血压。低脂肪饮食，包括减少烹调油的用量、慎食肥肉以及掌握肉类食物的烹饪方法、限制高胆固醇食物的摄入量等。

当心一勺油毁了全家健康

目前我国居民烹调油摄入量较多，这容易增加肥胖、高血压、血脂异常、糖尿病等疾病的发病风险。因此要养成清淡饮食的习惯，每天油的摄入量应为25～30克，而且要多选用含不饱和脂肪酸的植物油。对于有心血管疾病的患者及其潜在人群来说，每人每天烹调油用量应该控制在15～25克。

一般来说，山茶油、橄榄油、亚麻子油、大豆油、花生油、菜籽油等都是很好的植物油，可交替或混合食用。《中国居民膳食指南（2022）》也建议，"家里采购食用油时注意常换品种，食用油品种的多样化能给我们提供脂肪酸和营养平衡保障"。需要说明的是，混合食用并不是将几种油混在一起用。

使用烹调油量具	将每天应该食用的烹调油的总量倒入量具内，能有效控制用油量。	合理选择烹饪方式	多采用蒸、煮、炖、焖、氽、凉拌等烹饪方式，少用油炸和油煎的方式。
多使用不粘锅、微波炉等炊具	合理使用炊具能帮助减少烹调油的用量。	减少外出就餐频次	有些餐馆做菜高油高盐，而且油的质量没有保障。

慎用动物油

动物油，如猪油、牛油、鸡油等，富含饱和脂肪酸和胆固醇，容易导致肥胖，饱和脂肪酸还是人体合成胆固醇的原料，很容易造成血脂异常，促使血压升高。而肥胖又会降低胰岛素的敏感性，使血糖升高，引发糖尿病。因此，为了健康着想，要慎用动物油。

专家答疑 家庭控血压高频问题

控血压不建议吃动物油，那么植物油可以多吃吗？

很多高血压患者都知道要减少脂肪摄入、少吃动物油，却不控制植物油的用量。这种认知是错误的。摄入过多植物油，热量也会超标，对控制体重不利。

少吃油炸食品

油炸食品口感好、香味浓，对食用者有很大诱惑，容易过量食用。但油炸食品为高脂肪高热量食品，容易造成热量过剩。此外，反复高温油炸会产生多种有害物质，可对人体健康造成危害。

精准掌握每天的肉类进食量

为了更好地控制血压，平时要少吃点肉食。那么这个"少吃点"具体是多少呢？

畜禽肉类

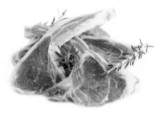

鱼虾类

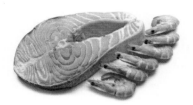

畜肉＋禽肉＝40~75克
一块与食指厚度相同、与三指（食指、中指、无名指）并拢的长度和宽度相当的瘦肉，约为75克的量。

40~75克
相当于5~7只虾。

首选白肉

血压高的人，吃肉要选择正确的食材和正确的烹饪方式。首选鱼虾类、去皮禽肉，然后是畜肉，畜肉以瘦肉为好，不建议选择肥肉。另外，要远离午餐肉、腊肉、香肠、咸肉等高盐高脂的加工肉制品，以免对控血压不利。

远离隐形肥肉

摄入过多肥肉会导致胆固醇超标，引起肥胖、动脉硬化、高血压等。餐桌上一些看似并不油腻的食物，如动物内脏、肉皮等，都含有大量的胆固醇，因此又被称为"隐形肥肉"。

排骨	鸡鸭肉	各种肉馅	肉丸子
肥瘦相间的排骨有很多隐形肥肉	鸡皮、鸭皮和皮下那层油脂最好去掉	各种肉馅基本是三分肥七分瘦	肥肉和淀粉是肉丸常用的配料

选择合适的肉类处理方法

烹饪肉类时尽量采用蒸、煮、涮等方式，既能减少用油，又能减少脂肪的摄入。有些肉类可以通过加工处理来减少脂肪，如去除肉上附着的肥肉、肉皮等。

方法 1 处理肉类时，最好先将附着在畜禽肉上的肥肉、筋膜、肉皮等剔除，然后再采用合适的方法烹饪。

方法 2 烹饪前，先将肉放入沸水锅中焯煮，去除肉中一部分不可见脂肪。经去脂处理后的肉可直接拌入调料食用（热拌）。

限制高胆固醇食物的摄入

高血压患者要限制高胆固醇食物的摄入量，否则不利于血压的控制。胆固醇的摄入量一般每天不超过 300 毫克，几乎相当于一个鸡蛋中胆固醇的含量。

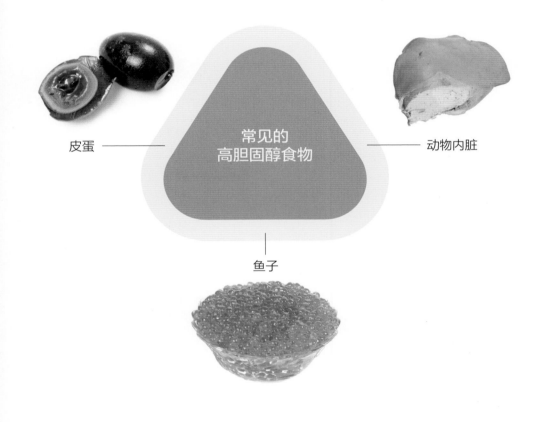

皮蛋 —— 常见的
高胆固醇食物 —— 动物内脏

鱼子

专家答疑 家庭控血压高频问题

低脂饮食就是要长期吃素吗？

长期吃素，一味远离动物性食物，其实对健康不利。长期吃素易使体内的糖类、蛋白质、脂肪比例失衡，铁、锌、维生素 B$_{12}$ 缺乏，容易造成消化不良、记忆力下降、免疫力降低、内分泌和代谢功能紊乱，并导致营养不良和贫血。全家人应建立正确的膳食观，在限盐的前提下做到饮食均衡，每天摄入一定的谷物、水果、蔬菜和动物性食物等，可以根据"中国居民平衡膳食宝塔（2022）"来规划自己的一日三餐。

"三高"饮食，
保护血管"不生锈"

高钾——天然的控压好助手

中国居民普遍的饮食习惯是高钠低钾，这对控制血压尤为不利。要改变这种饮食习惯，除饮食清淡外，要特别注意多补充含钾丰富的蔬果和豆类食物，可根据自己的具体情况进行选择（肾功能不全、高钾血症患者除外）。

每天需要补充多少钾

到目前为止，美国的"得舒饮食"（DASH 饮食模式）是公认有效的高血压饮食方案，这个方案建议普通人通过食物补充钾，每天补充4.7 克钾。

每天吃 300～500 克蔬菜补钾

专家答疑 家庭控血压高频问题

不小心吃了高盐食物怎么办？

钾和钠像是跷跷板。高钾可以抑制钠的吸收，并促使钠从尿液中排出，降低体内钠含量；同时，还可以对抗钠升高血压的不利影响，对血管有防护作用。所以，如果不小心摄入过多的钠，可以吃一些高钾食物来缓解高钠的危害。

这里说的 300～500 克蔬菜（生重），在制作时不要过度烹饪，拒绝煎炒，同时尽量少放盐，保持蔬菜的原汁原味。有些蔬菜生吃也美味，而且补钾效果也很好，比如说番茄。

每天吃 200～350 克水果补钾

每天吃 200～350 克水果，尽量选择含钾量高的水果，比如大家都知道的香蕉。此外，还有很多水果含钾量比香蕉还高，比如哈密瓜、橙子、番木瓜等。

主食适量摄入五谷杂粮，补钾效果好

精米白面含钾量低，而五谷杂粮含钾量较高，比如每 100 克小米的钾含量为 284 毫克，每 100 克红豆的钾含量为 860 毫克，分别是精制大米的 2.5 倍和 7.7 倍。根据《中国居民膳食指南（2022）》推荐，每天粗粮杂豆摄入 50 ~ 150 克为宜。

含钾高的食物大盘点

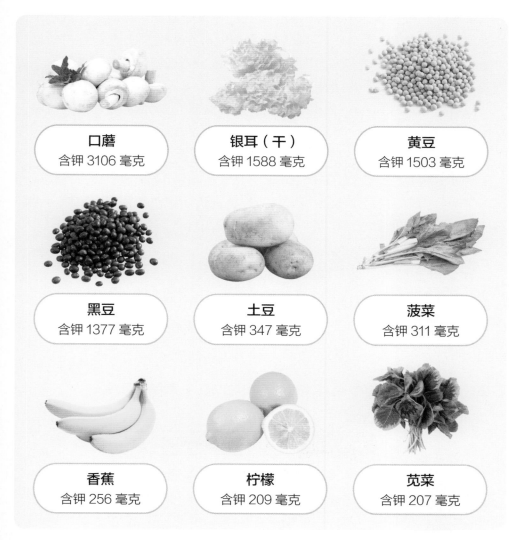

口蘑
含钾 3106 毫克

银耳（干）
含钾 1588 毫克

黄豆
含钾 1503 毫克

黑豆
含钾 1377 毫克

土豆
含钾 347 毫克

菠菜
含钾 311 毫克

香蕉
含钾 256 毫克

柠檬
含钾 209 毫克

苋菜
含钾 207 毫克

注：以上食材为每 100 克可食部分含钾量。

高蛋白——优质蛋白质多一点，高血压风险低一些

适当的优质蛋白质可以改善血管通透性，有平稳血压的作用，同时还能降低高血压的发病率。

每天吃 1 个鸡蛋

鸡蛋中含有较高的胆固醇，很多人因此不敢吃鸡蛋。实际上，鸡蛋不仅能为人体提供充足的蛋白质，还可以延缓胃的排空速度，延长餐后的饱腹感。

对于一般家庭成员和无血脂异常的高血压患者来说，鸡蛋的摄入量不必限制过严，每天吃 1 个鸡蛋是完全可以的。

伴有血脂异常的高血压患者，还是应该适当限制鸡蛋的食用量，可隔天吃 1 个全蛋。

每天喝牛奶 300 ~ 500 克

牛奶及奶制品中不仅富含钙，还可以补充优质蛋白质，建议高血压人群每天摄入相当于鲜牛奶 300 ~ 500 克的奶类及奶制品。

每周至少吃一次鱼，尤其是深海鱼

鱼类蛋白质含量高、品质好，还含有多不饱和脂肪酸，有助于降血脂、改善凝血机制、减少血栓的形成，所以高血压患者可适当多吃一些鱼类，尤其是深海鱼类。

相比淡水鱼，深海鱼不仅富含蛋白质、维生素、矿物质，而且富含卵磷脂和多种不饱和脂肪酸。鱼虾类食物每天推荐摄入量为 40 ~ 75 克。

专家答疑 家庭控血压高频问题

每天需要补充多少蛋白质？

每天需要补充蛋白质的量，有一个简便的计算方法，即 [身高（厘米）-105] × 0.8。
举例：小欢，身高 165 厘米，每日需要摄入蛋白质的量为：(165-105) × 0.8=48 克。
对于有蛋白质摄入限制的人群，具体食用量可以咨询医生。

吃了大豆制品，应减少鱼和肉的摄入

大豆蛋白质含量相当高，而且是非常优质的植物蛋白质，有"地里长出来的肉"之称。同时，大豆还含有丰富的卵磷脂，有助于降低血液中的胆固醇，调节血脂；大豆中的低聚糖可促进肠道内益生菌的繁殖，有利于肠道健康。

因此，建议高血压患者三餐中可以适当多吃一些大豆及其制品，但要注意减少动物性食品摄入，这样不仅可以获得优质蛋白质，还可避免因食用动物食品而摄入过多的脂肪与胆固醇。

荤素搭配，有利于调控血压

荤素搭配的膳食方式，可以使动物、植物中的优质蛋白质互补，营养更均衡，更有利于调控血压。

平时少吃点精白米面，把有限的热量留一点儿给鱼、肉、蛋、奶和坚果，就能保证营养均衡。比如米饭少吃 1/3，换成等量的白斩鸡块或者清蒸鱼块；把饼干换成一小把核桃仁。这样既能保证食物的合理搭配，还不容易摄入过多热量和脂肪。

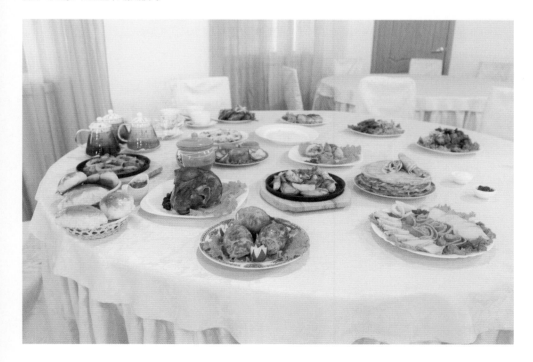

高膳食纤维——改善血管弹性、防意外

膳食纤维有助于预防和控制高血压，有平稳血压、保持大便通畅并减少饥饿感的作用，每天以摄入 25～35 克为宜。全谷物、杂豆、薯类、蔬菜、水果等食物中膳食纤维的含量较丰富。

粗细搭配吃

粗粮富含膳食纤维，日常饮食不要吃得过于精细，要粗细粮搭配食用，比如用全麦粉和小麦粉一起蒸馒头，用豆类和大米混合蒸饭、煮粥等。但要注意，尽量避免过多的"粗粮细做"。

把薯类当主食吃

要想真正发挥薯类的优势，应该把它们当主食吃，就是不加盐、油、糖，采取蒸、煮、烤箱烤等方式制作，比如烤红薯、蒸土豆等。

吃水果可带皮

在保证食品安全的情况下带皮食用水果，可以增加膳食纤维的摄入量。水果每天摄入 200～350 克，不太好嚼的水果如苹果、鸭梨、石榴等，往往含有更多的膳食纤维。

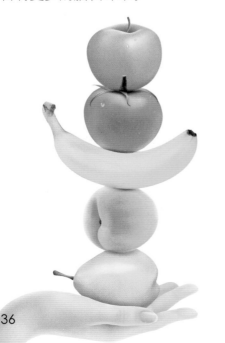

专家答疑 家庭控血压高频问题

怎样吃主食，既能够摄入充足的膳食纤维，又能够控制体重？

常吃花样主食，在米饭中加入大麦或者糙米等做成米饭；面包可以选择全麦面包；将薯类与谷类搭配做成红薯蒸饭、土豆焖饭等。

低热高纤的"312"搭配

为了便于搭配，不妨把每天应食的 300~500 克蔬菜分成 6 份，然后按照"312"的配比来划分，即 3 份深绿色叶菜，1 份菌藻类，2 份其他蔬菜。"312"搭配法具有低热量、低糖、高膳食纤维的特点。

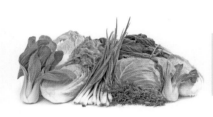

3 菠菜、油菜、小白菜、茼蒿、豌豆苗等 **深绿色叶菜 150~250 克**

1 木耳、银耳、海带、裙带菜、香菇、草菇、平菇等 **菌藻类 50~80 克**

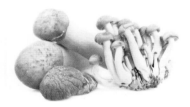

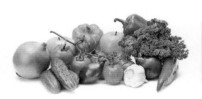

2 胡萝卜、南瓜、番茄、紫甘蓝、洋葱、苦瓜等 **其他蔬菜 100~170 克**

只吃七分饱——给血管减负

简单方法，计算每天需要的总热量

计算标准体重

例如，高血压患者王女士，没有并发症，年龄40岁，身高160厘米，体重60千克，从事会计工作。计算她的标准体重如下：

标准体重（千克）＝身高（厘米）－105
王女士的标准体重（千克）＝160－105＝55（千克）

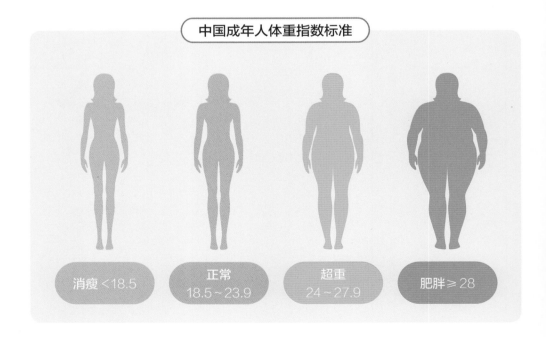

中国成年人体重指数标准

消瘦 <18.5　　正常 18.5~23.9　　超重 24~27.9　　肥胖 ≥28

计算体重指数（BMI）

体重指数主要用来判断现有体重是否正常。

> **体重指数（BMI）** = 现有体重（千克）÷ 身高的平方（米^2）
> **王女士的体重指数（BMI）** = $60 \div 1.60^2 = 23.4$（千克/米^2）

用王女士的体重指数数值对照上述标准得知，患者王女士体重正常。

计算每日所需总热量

目前对于患者每日热量的计算，应参考患者体重、每日活动强度来评估和建议。实践中主要使用经典的"拇指法则"（rule-of-thumb，ROT）：卧床患者每日供给 20～25 千卡/千克，自由活动的患者每日供给 25～30 千卡/千克（非超重患者采用实际体重，超重患者采用标准体重，肥胖患者采用调整体重）。其他人群可按下表数据计算。

成人推荐每日应摄入能量估算表

体形	消瘦（千卡/千克）	正常（千卡/千克）	肥胖（千卡/千克）
轻体力劳动（如办公室工作）	35	25～30	20～25
中等体力劳动（如农田劳动）	40	35	30
重体力劳动（如建筑工人）	40～45	40	35

王女士体重正常，为轻体力劳动者，选择每天摄入热量 25～30 千卡/千克。

实际体重（千克）× 每日每千克标准体重需要的热量（千卡）= $60 \times$（25～30）= 1500～1800（千卡），王女士每天所需热量这里取 1600 千卡。

参照"平衡膳食宝塔",安排一日三餐

　　平衡膳食是一种科学、合理的膳食习惯,它所提供的热量和各种营养素不仅全面,还能保持膳食供给和人体需要的平衡,既不过剩也不欠缺,并能照顾到不同年龄、性别、生理状态及各种特殊的情况。这也是养护心血管饮食的基础。推荐大家根据中国营养学会设计的"中国居民平衡膳食宝塔(2022)"安排日常膳食,获得更科学合理的营养饮食方案。

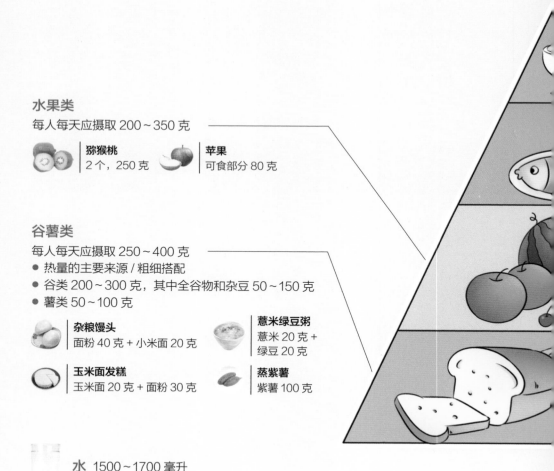

水果类

每人每天应摄取 200~350 克

猕猴桃
2 个,250 克

苹果
可食部分 80 克

谷薯类

每人每天应摄取 250~400 克

● 热量的主要来源 / 粗细搭配
● 谷类 200~300 克,其中全谷物和杂豆 50~150 克
● 薯类 50~100 克

杂粮馒头
面粉 40 克 + 小米面 20 克

薏米绿豆粥
薏米 20 克 +
绿豆 20 克

玉米面发糕
玉米面 20 克 + 面粉 30 克

蒸紫薯
紫薯 100 克

水 1500~1700 毫升

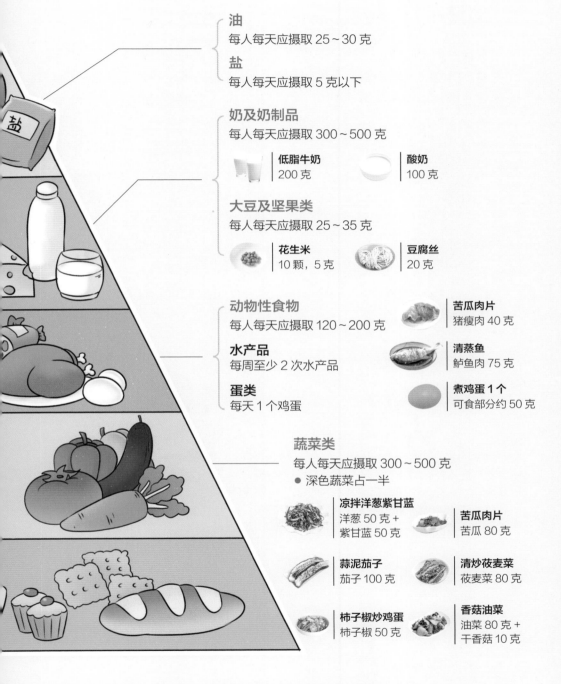

油
每人每天应摄取 25～30 克

盐
每人每天应摄取 5 克以下

奶及奶制品
每人每天应摄取 300～500 克

低脂牛奶
200 克

酸奶
100 克

大豆及坚果类
每人每天应摄取 25～35 克

花生米
10 颗，5 克

豆腐丝
20 克

动物性食物
每人每天应摄取 120～200 克

苦瓜肉片
猪瘦肉 40 克

水产品
每周至少 2 次水产品

清蒸鱼
鲈鱼肉 75 克

蛋类
每天 1 个鸡蛋

煮鸡蛋 1 个
可食部分约 50 克

蔬菜类
每人每天应摄取 300～500 克
● 深色蔬菜占一半

凉拌洋葱紫甘蓝
洋葱 50 克 +
紫甘蓝 50 克

苦瓜肉片
苦瓜 80 克

蒜泥茄子
茄子 100 克

清炒莜麦菜
莜麦菜 80 克

柿子椒炒鸡蛋
柿子椒 50 克

香菇油菜
油菜 80 克 +
干香菇 10 克

注：膳食宝塔推荐的每个类别下面有推荐的食物和分量，供大家参考，
　　日常生活中可根据季节、喜好和地域来挑选适合自己的食物。

手掌法则，轻松掌握一天吃饭的量

看着平衡膳食宝塔给出的数据，许多人可能会觉得有些头疼，不知道如何运用于自己的日常饮食中。不要心急，给你支个招——利用自己的手，就能够大致确定每日所需食物的量了。

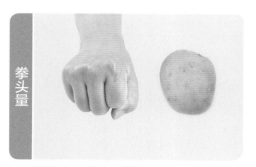

拳头量

拳头大小的土豆相当于
70~100 克的量。

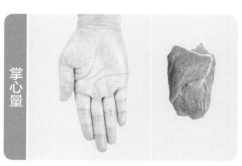

掌心量

50 克的蛋白质相当于掌心大小、约为
小指厚的一块瘦肉。

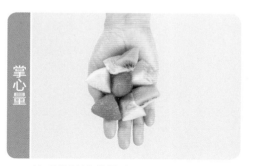

掌心量

单手能够捧住的水果量相当于
80~100 克的量。

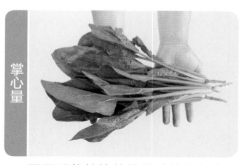

掌心量

两只手能够捧住的绿叶菜量相当于
100 克的量。

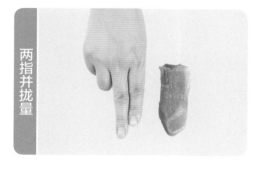

两指并拢量

一块与食指厚度相同、与
两指（食指和中指并拢）
的长度和宽度相同的瘦肉，
相当于 50 克的量。

可使血压降低 8%~10% 的 "江南饮食" 模式

在我国江南地区讲究"春尝头鲜，夏吃清淡，秋品风味，冬讲滋补"。饮食一直都是预防各种慢性非传染性疾病的重要手段之一，尝试"江南饮食"，对于控血压十分有益。

江南饮食更适合中国人

《中国居民膳食指南科学研究报告（2021）》中提到，江南地区膳食可以作为东方健康膳食模式的代表。江南饮食崇尚自然，顺应时序，不时不食，口味上"主清淡、尚本味、重养生"，适合用来预防高血压等慢性疾病。

江南饮食以米类为主食，新鲜蔬果摄入量充足；动物性食物以猪肉和鱼虾类为主，尤其是鱼虾类摄入量相对较高；烹饪清淡，少油少盐，比较接近理想膳食模式。地中海饮食是以谷类、蔬果、坚果种子类、橄榄油、奶酪和酸奶、白肉、蛋类等为主的饮食模式。江南饮食在营养体系上和地中海饮食相似，但更适合中国人的口味，且盐脂含量更低。

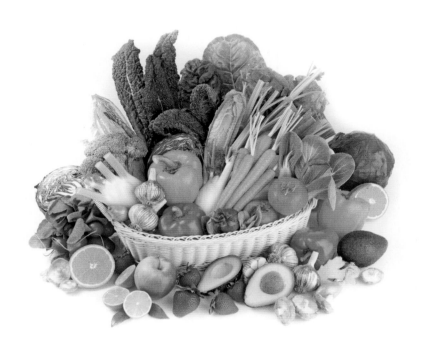

江南饮食一日三餐营养巧搭配

食谱以 1 人份计量，示例：

早餐	午餐	晚餐

早餐

鲜牛奶 300 克

香菇猪肉包子

面粉 50 克，鲜香菇、猪瘦肉各 30 克，油菜心 60 克

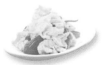

番茄炒蛋

番茄 50 克，鸡蛋 1 个（约 50 克）

低盐小妙招

- 做包子时，选用酵母发面法制作，不要使用食用碱发面，因为食用碱的主要成分是碳酸氢钠或碳酸钠，会增加钠的摄入量。
- 做番茄炒蛋时，因为番茄本身有酸味，可口开胃，所以可以少放盐。

午餐

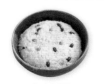

杂粮饭

大米、糙米、小米、红豆、绿豆各 30 克

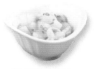

冬瓜烩虾仁

虾仁 20 克，冬瓜 50 克

什锦西蓝花

西蓝花、菜花各 50 克，胡萝卜 20 克

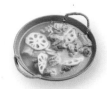

莲藕鸭肉汤

鸭肉 30 克，莲藕 50 克

低盐小妙招

- 烹制冬瓜时应清淡，出锅前加少许盐即可，口感更好。

晚餐

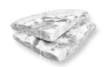

发面饼 面粉 50 克

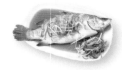

清蒸香菇鲈鱼

鲈鱼 50 克，香菇 20 克，红彩椒 15 克

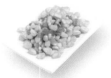

松仁玉米

玉米粒 50 克，松仁 30 克，柿子椒、红彩椒各 10 克

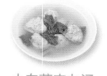

小白菜肉丸汤

小白菜 50 克，猪瘦肉 30 克，蛋清适量

低盐小妙招

- 做清蒸香菇鲈鱼，可在最后出锅前淋少量酱油而不放盐。

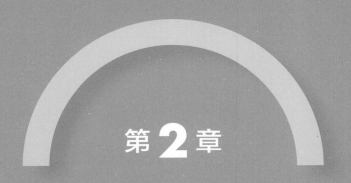

第 **2** 章

22 种控血压、护血管的高营养密度好食材

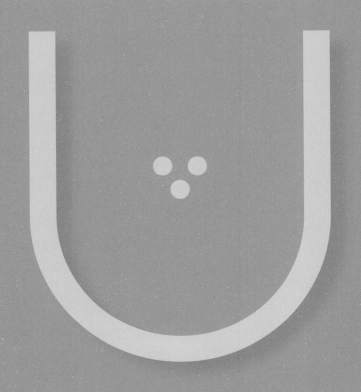

五谷杂粮

富含膳食纤维，通便控压护血管

控血压关键词 膳食纤维

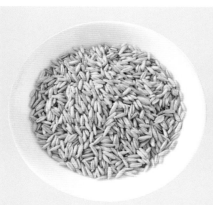

燕麦　促代谢，辅控压

每 100 克营养含量			
热量	脂肪	蛋白质	糖类
338 千卡	**6.7** 克	**15.0** 克	**66.9** 克

推荐用量：每天宜吃 40 克　　控血压营养吃法：煮粥、做面食

控压原理

燕麦含有的膳食纤维具有吸附钠的作用，可促使人体内多余的钠随粪便排出体外，从而辅助控血压。燕麦还有助于降低血液中的胆固醇与甘油三酯，预防高血压并发血脂异常。

营养控压搭配

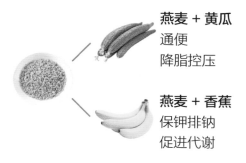

燕麦 + 黄瓜
通便
降脂控压

燕麦 + 香蕉
保钾排钠
促进代谢

健康吃法

燕麦麸皮中的膳食纤维可增加肠道胆汁酸的排泄，有利于降低血液中胆固醇的含量。可以将燕麦麸皮掺到白面中烙饼或做馒头。

人群须知

推荐人群：糖尿病、高血压、血脂异常、动脉硬化患者；多汗者。

慎食人群：消化功能不良者。

温馨提示

燕麦最好选择没有加工过的原味燕麦，这样能最大限度地保留其营养成分。

凉拌燕麦面 (主食)

材料 燕麦粉 120 克，黄瓜 150 克。

调料 香菜碎、蒜末、香油各适量，盐 2 克。

做法

1 燕麦粉加适量清水揉成光滑的面团，醒发 20 分钟，擀成一大张薄面片，将面片切成细条，蘸干燕麦粉抓匀，抖开即成手擀面。

2 汤锅置火上，倒入适量清水烧沸，下入手擀面煮熟，捞出；黄瓜洗净，去蒂，切丝。

3 将黄瓜丝放在煮好的手擀面上，加入盐、香菜碎、蒜末、香油调味即可。

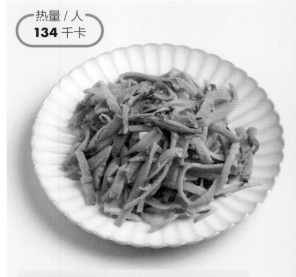

热量 / 人
134 千卡

烹饪妙招 烹饪过程中，加入适量的醋，可减少油盐的用量，又不影响口味，还能促进消化吸收。

燕麦香蕉卷饼 (主食)

材料 香蕉 1 根（100 克），面粉 100 克，原味燕麦片 40 克，杏仁粉 5 克，去核红枣 20 克。

调料 盐 2 克。

做法

1 香蕉去皮，切成碎；将燕麦片、杏仁粉、面粉、盐混合均匀后，加入香蕉碎和适量水搅拌成糊。

2 面糊分成若干小份，在平底锅中倒入面糊，摊开，小火煎熟即为饼皮。

3 红枣放入料理机中，加适量水打成泥，将红枣泥均匀涂在饼皮上，卷起来即可。

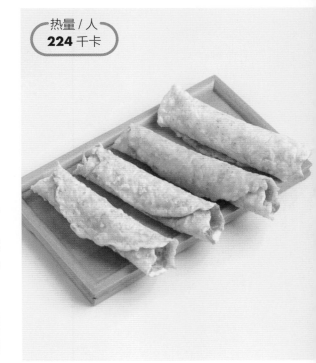

热量 / 人
224 千卡

烹饪妙招 红枣用温水泡一下，便于料理打泥。

注：本书所有食谱的量均为 3 人份，但热量计算是 1 人份的值，以方便读者参考。

膳食纤维、B族维生素

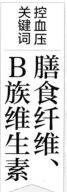

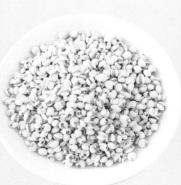

薏米　调脂控血压

每 100 克营养含量			
热量	脂肪	蛋白质	糖类
361 千卡	**3.3** 克	**12.8** 克	**71.1** 克

推荐用量：每天宜吃 30 克　　控血压营养吃法：煮粥、蒸饭、炖汤

控压原理

薏米富含 B 族维生素及膳食纤维等营养成分，可促进代谢，具有较好的降脂祛湿、健脾养胃、清热润肺等功效，尤其适合肥胖的高血压患者食用。

营养控压搭配

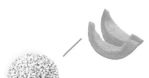

薏米 + 南瓜
促进消化
控血压

薏米 + 冬瓜
健脾祛湿
降脂控压

健康吃法

薏米本身的口感较粗糙，打成米糊或煮粥等食用，不仅口感好，也更易吸收。

人群须知

推荐人群：糖尿病、高血压患者；关节炎、急慢性肾炎水肿患者。

慎食人群：遗精、遗尿者。

温馨提示

煮薏米粥时，先用大火把水烧开，放入泡好的薏米，再用小火慢熬，这样熬出的粥又香又糯，特别好喝。

南瓜薏米饭 (主食)

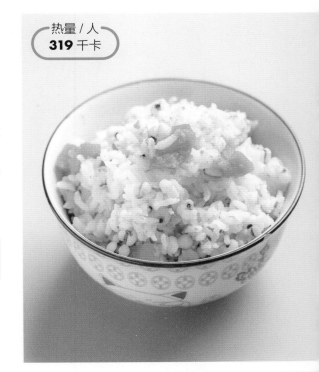

热量/人
319 千卡

材料 南瓜 300 克，薏米 150 克，大米 100 克。

做法

1 南瓜洗净，去皮去子，切成小丁；薏米洗净，浸泡 3 小时，煮熟；大米洗净。

2 将大米、熟薏米、南瓜丁和适量沸水放入电饭锅中，按下"煮饭"键，至电饭锅提示米饭煮好即可。

（烹饪妙招）薏米提前浸泡 2 小时，煮出的饭更松软好吃。

冬瓜薏米瘦肉汤 (汤羹)

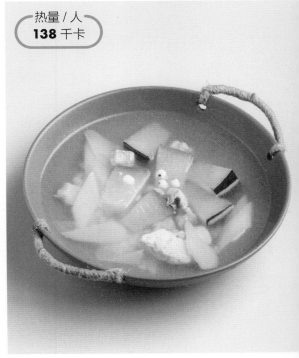

热量/人
138 千卡

材料 薏米 50 克，冬瓜 200 克，猪瘦肉 150 克。

调料 葱段、姜片各 10 克，盐、香油各适量。

做法

1 薏米淘洗干净，用清水浸泡 3 小时；冬瓜去瓤去子，洗净，带皮切成块；猪瘦肉洗净，切块。

2 砂锅置火上，放入葱段、姜片、薏米、瘦肉块，倒入适量清水，大火烧开后转小火煮 1 小时，加入冬瓜块煮至透明，用盐调味，淋上香油即可。

（烹饪妙招）冬瓜软糯容易熟烂，适宜后放。

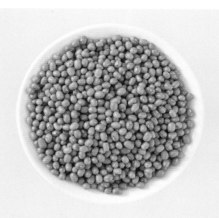

绿豆　利尿排钠

每 100 克营养含量			
热量	脂肪	蛋白质	糖类
329 千卡	**0.8** 克	**21.6** 克	**62.0** 克

推荐用量：每天宜吃 25 克　　控血压营养吃法：煮粥、蒸饭、煲汤

控压原理

绿豆富含钾，有利尿功效，可促进钠排出，从而减小血液对血管壁的压力，起到辅助控压的作用。

营养控压搭配

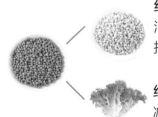

绿豆 + 薏米
消脂减肥
控血压

绿豆 + 生菜
减脂控压

健康吃法

煮绿豆粥时应不时地用汤勺搅拌一下，以免煳锅，加入荷叶、菊花，控压减脂效果会更明显。

人群须知

推荐人群：热性体质者；高血压患者；在有毒环境下工作者。

慎食人群：脾胃虚寒者以及泄泻者。

温馨提示

煮绿豆忌用铁锅。因为绿豆豆皮中所含的鞣质遇铁后会发生化学反应，生成的物质使绿豆的汤汁颜色变深，影响味道及消化吸收。

高纤绿豆饭 （主食）

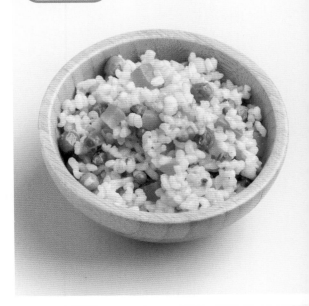

热量 / 人
162 千卡

材料 绿豆、薏米各 30 克，糙米 60 克，豌豆、胡萝卜各 50 克。

做法

1 绿豆、薏米、糙米洗净，浸泡 4 小时；豌豆洗净；胡萝卜洗净，切丁。

2 将绿豆、薏米、糙米、豌豆、胡萝卜丁一起放入电饭锅中，加入适量清水，按下"煮饭"键，煮好后稍凉即可食用。

烹饪妙招 想短时间内把绿豆煮熟，可提前泡一泡或蒸一下。

绿豆煎饼馃子 （主食）

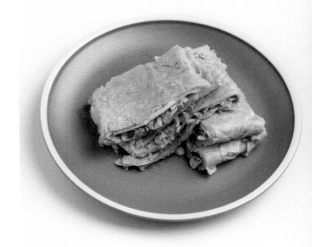

热量 / 人
325 千卡

材料 绿豆面、生菜各 50 克，面粉 150 克，鸡蛋 3 个（约 150 克）。

调料 甜面酱、葱花各适量。

做法

1 绿豆面、面粉混合均匀后，边搅拌边加入适量水，搅至面糊均匀；生菜洗净，撕小片。

2 平底锅薄薄刷一层油，向锅内舀入适量面糊，均匀摊开至薄薄一层，调小火。

3 面糊凝固后，加入一个鸡蛋，使蛋液均匀铺在面饼上面，撒上葱花翻面，煎至饼熟。涂上甜面酱，卷入生菜片即可。

烹饪妙招 用平底锅制作时，要控制好火候。

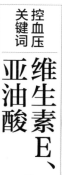

关键词 控血压

维生素E、亚油酸

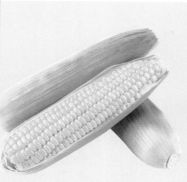

鲜玉米　保持血管弹性

每 100 克营养含量			
热量	脂肪	蛋白质	糖类
112 千卡	**1.2** 克	**4.0** 克	**22.8** 克

推荐用量：每天宜吃 100 克　　控血压营养吃法：煮粥、炒食、蒸煮

控压原理

　　玉米中所含的亚油酸和维生素 E 有协同作用，再加上丰富的膳食纤维，可降低血液胆固醇浓度并防止其沉积于血管壁，有助于保持血管弹性、控血压。

营养控压搭配

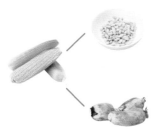

玉米 + 松仁
软化血管
控脂控压

玉米 + 莲藕
清热解毒
控压

健康吃法

　　蒸、煮玉米虽然会损失部分维生素 C，但相较其他烹饪方式，能保存更多的营养成分。

人群须知

　　推荐人群："三高"、冠心病患者；癌症患者；习惯性便秘患者；慢性肾炎水肿患者。

　　慎食人群：胃肠功能较弱者。

温馨提示

　　玉米胚芽的营养价值很高，食用玉米时不应丢弃。

蒸玉米棒 （主食）

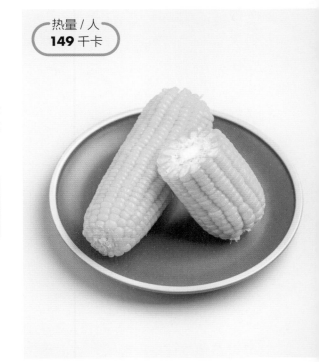

材料 鲜玉米 400 克。

做法

1 将玉米棒去皮和须，洗净。

2 蒸锅置火上，倒入适量清水，玉米棒放入蒸屉蒸制，待锅中水开后再蒸 30 分钟即可。

烹饪妙招 在超市买的速冻甜玉米需要在室温下自然解冻，然后再蒸食。

松仁玉米 （热菜）

材料 嫩玉米粒 200 克，黄瓜 50 克，去皮松仁 30 克。

调料 盐 2 克，白糖、水淀粉各少许。

做法

1 玉米粒洗净，焯水，捞出；松仁炸香，捞出；黄瓜洗净，切丁。

2 油锅烧热，放玉米粒、黄瓜丁炒熟，加盐、白糖，用水淀粉勾芡，加松仁即可。

烹饪妙招 松仁要起锅时再加入，才能保持酥脆口感。

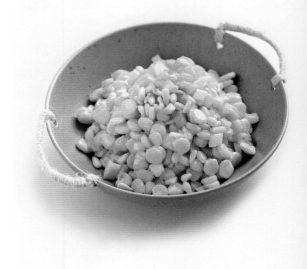

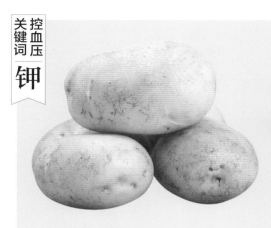

土豆　促进钠排出

每 100 克营养含量			
热量	脂肪	蛋白质	糖类
81 千卡	0.2 克	2.6 克	17.8 克

推荐用量：每天宜吃 100 克　　控血压营养吃法：蒸煮、凉拌、清炒

控压原理

土豆富含钾，每 100 克土豆中的钾含量高达 347 毫克，有助于将钠排出体外，防止血压升高。

营养控压搭配

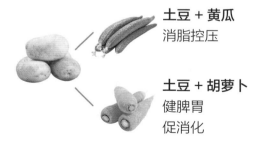

土豆 + 黄瓜
消脂控压

土豆 + 胡萝卜
健脾胃
促消化

健康吃法

土豆洗干净后，带皮切成圆片放入锅中，加入水，煮开后撇去浮沫，转小火煮 1 小时，再用滤纸过滤煮好的土豆汁，早晚各饮用 1 杯，对血钾低者或高血压患者有益。

人群须知

推荐人群：胃病、湿疹、便秘患者。

慎食人群：糖尿病患者。

温馨提示

吃土豆以后适当减少米面等主食的摄入，这样就不会摄入过多热量。

土豆丝鸡蛋饼 （主食）

热量/人
395 千卡

材料 土豆 400 克，面粉 200 克，鸡蛋 2 个（约 100 克）。

调料 盐 3 克，葱花、花椒粉各适量。

做法

1 土豆洗净，去皮，切成丝。

2 把土豆丝、鸡蛋、葱花和适量面粉放在一起，加入盐、花椒粉，再加适量水搅拌均匀，制成面糊。

3 锅中倒油烧热，放入面糊，小火慢煎。

4 待面糊凝固后翻面，煎至两面金黄即可。

> **烹饪妙招** 土豆丝切得越细越容易熟烂，口感更好。

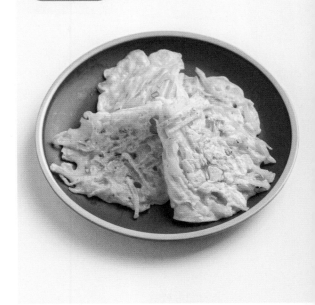

什锦土豆泥 （热菜）

热量/人
66 千卡

材料 土豆 150 克，胡萝卜、鲜玉米粒、豌豆各 20 克。

调料 蒜末少许，盐、胡椒粉各适量。

做法

1 胡萝卜洗净切丁；鲜玉米粒、豌豆洗净；土豆洗净，去皮，切块，放入蒸锅蒸熟，用勺子碾成泥备用。

2 平底锅加热，倒油烧热，放入蒜末炒香，加入准备好的鲜玉米粒、豌豆、胡萝卜丁翻炒 3 分钟，放入盐及胡椒粉，关火，加入土豆泥，用锅中余温将土豆泥炒拌均匀，盛出即可。

> **烹饪妙招** 土豆放至微凉后食用，可以延缓餐后血糖升高。

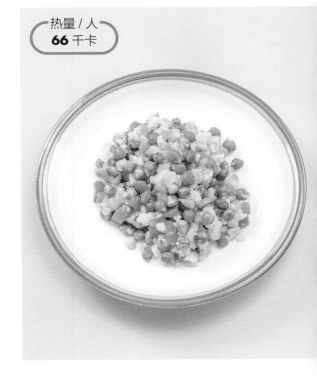

蔬菜
含钾丰富，排钠控压效果佳

控血压关键词 钾

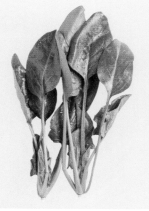

菠菜 保护血管

每 100 克营养含量			
热量	脂肪	蛋白质	糖类
28 千卡	**0.3 克**	**2.6 克**	**4.5 克**

推荐用量：每天宜吃 100 克　　控血压营养吃法：凉拌、炒食、煮汤

控压原理

菠菜富含钾，能限制钠内流，从而起到控压作用。

营养控压搭配

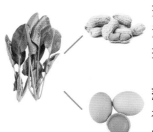

菠菜 + 花生
润肠通便
抗氧化

菠菜 + 鸡蛋
补气血
明目、润燥

健康吃法

菠菜根不仅含有膳食纤维、维生素 C、铁等多种营养成分，也是药食两用的好食材，因此吃菠菜时最好带根一起食用。

人群须知

推荐人群：高血压患者；痔疮便血者；贫血及坏血病患者。

慎食人群：肾炎和肾结石患者。

温馨提示

菠菜中富含维生素 C，烹饪时间越长，其中的维生素 C 损失越多，在烹制时要多加注意。

花生菠菜 (凉菜)

材料 熟花生米 45 克，菠菜 300 克。

调料 蒜末、香油各 4 克，盐 2 克。

做法

1. 熟花生米去皮；菠菜择洗干净，入沸水中焯 30 秒，捞出，凉凉，沥干水分，切段。
2. 盘中放入菠菜段、花生米，用蒜末、盐和香油调味即可。

烹饪妙招 菠菜富含草酸，会影响人体对钙的吸收，所以烹饪菠菜前宜用沸水将其焯透，以减少草酸的含量。

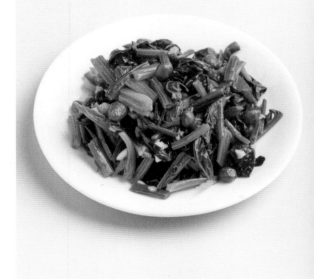

热量 / 人
116 千卡

菠菜炒鸡蛋 (热菜)

材料 菠菜 300 克，鸡蛋 2 个（约 100 克）。

调料 葱末、姜末、盐各 2 克。

做法

1. 菠菜洗净，焯水，捞出沥干，切段；鸡蛋打成蛋液，炒熟后盛出。
2. 油锅烧热，爆香葱末、姜末，放菠菜段炒至断生，倒入鸡蛋，加盐，翻匀即可。

烹饪妙招 菠菜是焯过水的，不要炒太长时间，否则影响口感。

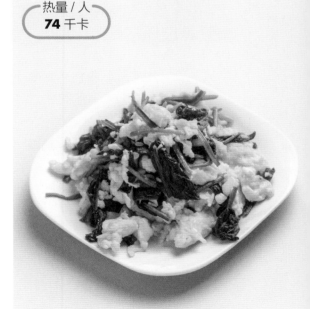

热量 / 人
74 千卡

番茄

钾、芦丁、番茄红素

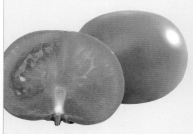

番茄 保护血管，利尿控压

每 100 克营养含量			
热量	脂肪	蛋白质	糖类
15 千卡	0.2 克	0.9 克	3.3 克

推荐用量：每天宜吃 100 克　　控血压营养吃法：生食、榨汁、炒食

控压原理

番茄中的钾有排钠利尿作用，有助于控血压。番茄所含的芦丁和番茄红素有助于保护血管。

营养控压搭配

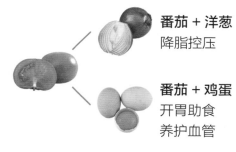

番茄 + 洋葱
降脂控压

番茄 + 鸡蛋
开胃助食
养护血管

健康吃法

可将番茄单独榨汁，或者搭配黄瓜、橙子、柠檬等蔬菜、水果一起榨汁饮用，以补充维生素 C、钾等物质，辅助控压。

人群须知

推荐人群：肥胖症患者；高胆固醇血症患者；前列腺炎患者。

慎食人群：脾胃虚寒者。

温馨提示

番茄烹饪时间不宜过长，否则会造成维生素的流失，不利于营养吸收。

凉拌番茄 （凉菜）

材料 番茄 350 克，洋葱、黄瓜各
50 克，熟花生米 20 克。

调料 香菜段、蒜末各 10 克，盐 5 克。

做法

1 番茄洗净，切片；洋葱洗净，切片；
黄瓜洗净，切片。

2 将番茄片、洋葱片、黄瓜片、香菜
段、熟花生米盛盘，加入蒜末和盐，
拌匀即可。

烹饪妙招 切后的洋葱不要用水
冲洗，以免大蒜素和水溶性维生素
流失。

热量 / 人
66 千卡

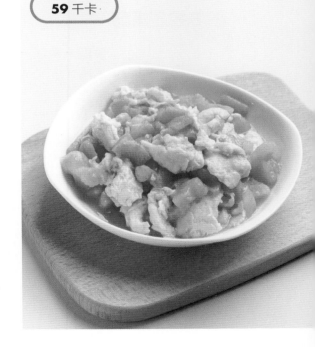

番茄炒鸡蛋 （热菜）

材料 番茄 250 克，鸡蛋 2 个（约
100 克）。

调料 葱花 5 克，盐 3 克，白糖少许。

做法

1 番茄洗净，去皮，切块。

2 鸡蛋磕开，搅匀蛋液，放油锅中炒
熟，盛出。

3 锅内倒油烧至七成热，爆香葱花，
放入番茄块翻炒，待番茄出汁，放
炒好的鸡蛋炒匀，加盐、白糖炒匀
即可。

烹饪妙招 炒鸡蛋要用不粘锅，
可以用刷子在锅底刷薄薄一层油，
这样能减少用油量。

热量 / 人
59 千卡

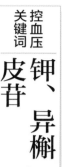

控血压关键词

钾、异槲皮苷

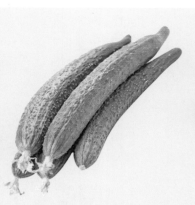

黄瓜　利尿降脂，控血压

每100克营养含量			
热量	脂肪	蛋白质	糖类
16 千卡	0.2 克	0.8 克	2.9 克

推荐用量：每天宜吃 100 克　　控血压营养吃法：生食、凉拌

控压原理

黄瓜皮中所含的钾、异槲皮苷有较好的利尿作用，可起到辅助控血压的功效。

营养控压搭配

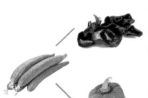

黄瓜 + 木耳
清热解毒
控血压

黄瓜 + 彩椒
润肠通便

健康吃法

鲜黄瓜可以像水果一样，洗净直接生吃。代替水果食用，可以减少糖分摄入，有利于控制体重。

人群须知

推荐人群：热病患者；高血压、血脂异常患者。

慎食人群：脾胃虚寒、腹痛腹泻者。

温馨提示

黄瓜皮中所含的异槲皮苷有利尿控压的作用，所以，吃黄瓜时最好不要削皮。

木耳拌黄瓜 (凉菜)

材料 黄瓜 250 克，水发木耳 100 克。
调料 醋、白糖各适量，盐 2 克。
做法

1 黄瓜去蒂洗净，切丝，撒上盐，腌
  10 分钟左右，挤去盐分和水，放在
  盘中；木耳去杂质洗净，切丝。

2 小碗中放入醋、白糖调匀，制成调
  味汁。

3 木耳丝放入黄瓜丝盘内，食用时浇
  上调味汁拌匀即可。

(烹饪妙招) 用少许醋或面粉轻轻
搓洗水发木耳，能很快除去木耳表
面的脏物。

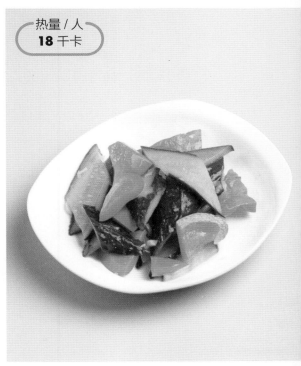

彩椒炒黄瓜 (热菜)

材料 黄瓜 250 克，红彩椒 50 克。
调料 葱花 5 克，盐 2 克。
做法

1 红彩椒洗净，去蒂除子，切块，放
  入沸水中焯烫一下；黄瓜洗净，
  切片。

2 炒锅置火上倒入油，待油烧至六成
  热时，放入葱花炒香，倒入红彩椒
  块和黄瓜片翻炒 3 分钟，用盐调味
  即可。

(烹饪妙招) 有些黄瓜发苦，特别
是黄瓜的尾部。这是因为黄瓜中含
有较多葫芦素所致。葫芦素对人体
有一定毒性，所以苦味的黄瓜不
要吃。

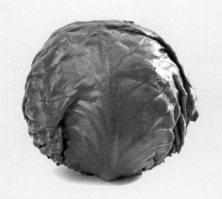

紫甘蓝 抗氧化，护血管

每 100 克营养含量			
热量	脂肪	蛋白质	糖类
25 千卡	**0.2** 克	**1.2** 克	**6.2** 克

推荐用量：每天宜吃 100 克　　控血压营养吃法：凉拌、炒食

控压原理

紫甘蓝是钾的良好来源，每 100 克紫甘蓝含钾 177 毫克。钾能和人体血液中的钠进行置换反应，将钠排出体外，有利于控血压。

营养控压搭配

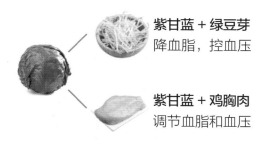

紫甘蓝 + 绿豆芽
降血脂，控血压

紫甘蓝 + 鸡胸肉
调节血脂和血压

健康吃法

紫甘蓝与白醋同食，可改善和调节身体新陈代谢，有助于减肥、控血压。

人群须知

推荐人群：糖尿病、高血压患者；动脉硬化患者；肥胖症患者。
慎食人群：腹泻患者。

温馨提示

炒紫甘蓝时放醋，会使紫甘蓝变色。这是因为紫甘蓝中含有花青素，花青素遇酸变红，遇碱变蓝。这种变色不会影响其营养。但烹饪时间不宜长，因为花青素怕高温。

紫甘蓝拌绿豆芽 （凉菜）

热量/人
27 千卡

材料 紫甘蓝 200 克，绿豆芽 100 克，柿子椒 80 克。

调料 白醋 3 克，香油 2 克，白糖 1 克。

做法

1 紫甘蓝洗净，切丝；绿豆芽洗净，去根；柿子椒洗净，切丝。

2 将紫甘蓝丝、绿豆芽和柿子椒丝分别焯水，捞出过凉，加入所有调料拌匀即可。

烹饪妙招 绿豆芽焯水时间不要太长，否则绿豆芽不脆，影响口感。

紫甘蓝炒鸡丝 （热菜）

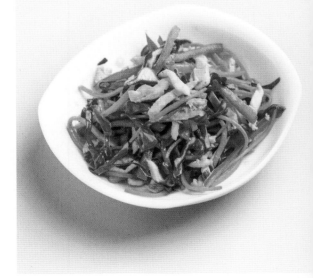

热量/人
45 千卡

材料 紫甘蓝 200 克，柿子椒、胡萝卜、鸡胸肉各 50 克。

调料 葱花 5 克，盐 2 克，醋 1 克，香油少许。

做法

1 紫甘蓝洗净，切丝；胡萝卜去皮，洗净，切丝；柿子椒洗净，去蒂除子，切丝；鸡胸肉洗净，切丝。

2 锅置火上，倒入油烧热，放葱花炒香，放入鸡丝和胡萝卜丝煸熟，下入紫甘蓝丝和柿子椒丝翻炒 1 分钟，用盐、醋、香油调味即可。

烹饪妙招 炒制此菜时，倒入适量醋不仅可让紫甘蓝保持艳丽的颜色，还有软化血管的作用。

水果

富含维生素和矿物质，护血管、控血压

控血压
关键词
钾

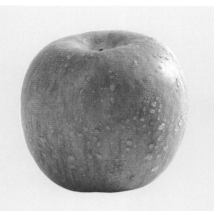

苹果　开胃，控血压

每 100 克营养含量			
热量	脂肪	蛋白质	糖类
53 千卡	**0.2 克**	**0.4 克**	**13.7 克**

推荐用量：每天宜吃 1 个　　控血压营养吃法：生食、榨汁、沙拉

控压原理

苹果富含钾，常吃可以促进身体排钠，对软化血管、控血压有益。

苹果还富含膳食纤维，可以促进消化，防止便秘。

营养控压搭配

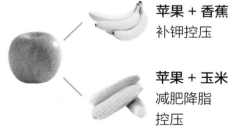

苹果 + 香蕉
补钾控压

苹果 + 玉米
减肥降脂
控压

健康吃法

苹果洗净后可直接生吃，吃时要细嚼慢咽，不仅有利于消化，更有助于营养的吸收；吃苹果可以不去皮，带皮的苹果膳食纤维远高于削皮的苹果。

人群须知

推荐人群：高血压、血脂异常患者；肥胖症患者；便秘患者。

慎食人群：溃疡性结肠炎患者。

温馨提示

饭后最好不要马上吃苹果，否则会影响消化，容易出现腹胀等不适感。应该饭后 1 小时再吃。

香蕉苹果豆浆 （饮品）

材料 黄豆 60 克，苹果 80 克，香蕉 50 克。

做法

1 黄豆洗净后用清水浸泡 8~12 小时；苹果洗净，去皮除核，切小块；香蕉去皮，切小块。

2 将上述食材倒入全自动豆浆机中，加水至上下水位线之间，按下"豆浆"键，煮至豆浆机提示豆浆做好即可。

 香蕉不要放太多，否则容易煳底。

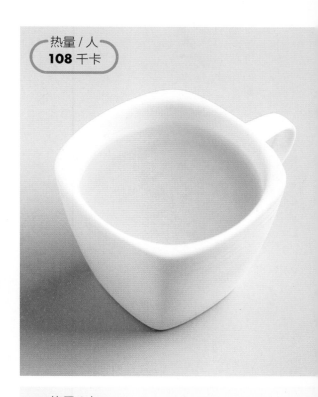

热量 / 人
108 千卡

玉米苹果沙拉 （凉菜）

材料 苹果、玉米粒各 200 克，柠檬 50 克，酸奶 30 克。

做法

1 玉米粒洗净；柠檬挤汁；苹果洗净，去皮除核，切小丁，放入加盐和柠檬汁的冰水中浸泡 3~5 分钟，沥干备用。

2 将处理好的苹果丁、玉米粒一起加入碗中，加酸奶拌匀即可。

烹饪妙招 拌好的沙拉建议即食，以免表面氧化导致色泽不好。

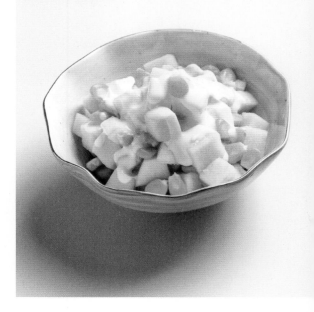

热量 / 人
123 千卡

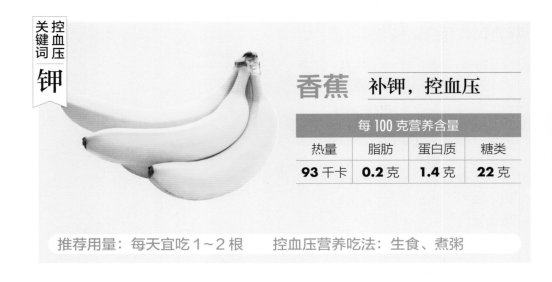

香蕉 补钾，控血压

每100克营养含量			
热量	脂肪	蛋白质	糖类
93千卡	**0.2**克	**1.4**克	**22**克

推荐用量：每天宜吃1~2根　　控血压营养吃法：生食、煮粥

控压原理

香蕉富含钾，多吃可以对抗钠所引起的血压升高和血管损伤。

营养控压搭配

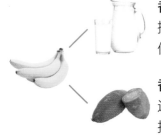

香蕉 + 牛奶
排钠控压
保护血管

香蕉 + 紫薯
通便
控血压

健康吃法

香蕉皮煮水喝有控压的效果，尤其是高血压患者肝火旺时，可将香蕉皮洗净，放入锅中，加入适量水煎煮，代茶饮。

人群须知

推荐人群：大便干燥、口干烦躁者；高血压、冠心病、动脉硬化患者。

慎食人群：脾胃虚寒、便溏腹泻者；糖尿病患者；肾功能不全、高钾血症患者。

温馨提示

青香蕉含有较多鞣酸，具有收敛作用，吃多了容易便秘。

香蕉奶香麦片粥 (粥膳)

材料 香蕉、燕麦片各100克，牛奶200克，葡萄干10克。

做法

1 香蕉去皮，切小丁；葡萄干洗净，备用。

2 锅内倒入适量清水烧开，放入燕麦片，大火烧开后转小火煮至黏稠，凉至温热，淋入牛奶，放入香蕉丁、葡萄干即可。

> **烹饪妙招** 选用原味燕麦片，控压效果更好。

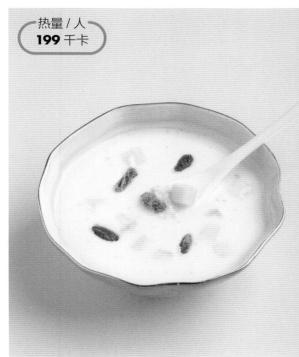

热量/人
199 千卡

香蕉紫薯卷 (主食)

材料 紫薯、香蕉各100克，吐司3片（约30克），牛奶30克。

做法

1 紫薯洗净，去皮，切块，蒸熟，放入碗中，加入牛奶，用勺子压成紫薯泥。

2 香蕉去皮，切段备用。

3 吐司切掉四边，用擀面杖擀平，取紫薯泥均匀涂在吐司上，放上香蕉段，卷起，切小段即可。

> **烹饪妙招** 紫薯泥用牛奶拌匀，口感佳，营养更丰富。

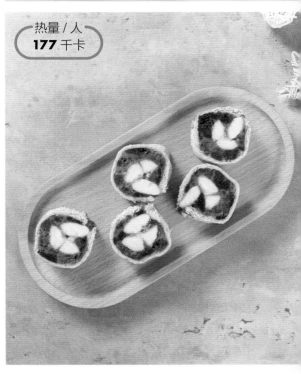

热量/人
177 千卡

叶黄素、钾

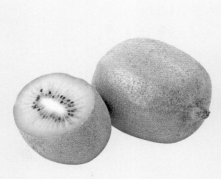

猕猴桃　抗氧化，控血压

每100克营养含量			
热量	脂肪	蛋白质	糖类
61千卡	**0.6**克	**0.8**克	**14.5**克

推荐用量：每天宜吃1个　　控血压营养吃法：生食、榨汁

控压原理

　　猕猴桃富含抗氧化剂叶黄素，研究证实叶黄素具有控血压的作用。此外，猕猴桃中的钾可调节血压，有助于控压；富含的维生素C有扩张血管的作用，有助于控压。

营养控压搭配

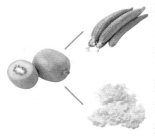

猕猴桃＋黄瓜
降脂
控血压

猕猴桃＋银耳
清热生津
控压

健康吃法

　　猕猴桃可用来做沙拉、榨汁等，经常食用，可促进新陈代谢，调节血压。

人群须知

推荐人群：高血压、冠心病患者。
慎食人群：脾胃虚寒、尿频者。

温馨提示

　　因为猕猴桃富含的维生素C能促进食物中铁的吸收，所以适合与含铁丰富的食物一起吃。

黄瓜猕猴桃汁 (饮品)

材料 黄瓜 100 克，葡萄柚 50 克，猕猴桃 80 克，柠檬 40 克。

做法

1 黄瓜洗净，切小块；猕猴桃洗净，去皮，切小块；葡萄柚、柠檬去皮去子，切小块。

2 将上述材料和适量饮用水一起放入果汁机中，搅打均匀即可。

烹饪妙招 制作此款果汁时，可以根据口味适当加入蜂蜜调味。

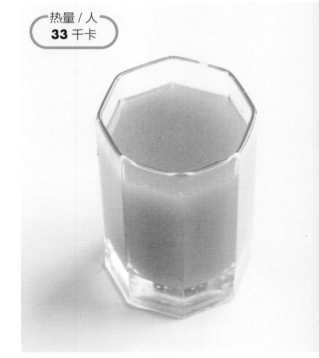

热量 / 人
33 千卡

猕猴桃银耳羹 (汤羹)

材料 猕猴桃 250 克，干银耳 5 克，莲子 10 克。

调料 冰糖适量。

做法

1 猕猴桃去皮，切丁；莲子洗净；干银耳用水泡发，去蒂，撕成朵。

2 锅内放水，加入银耳，大火烧开，加入莲子，转中火熬煮 40 分钟。

3 加入适量冰糖，倒入猕猴桃丁，搅拌均匀即可。

烹饪妙招 银耳要煮到出现黏黏的胶质，口感更好。

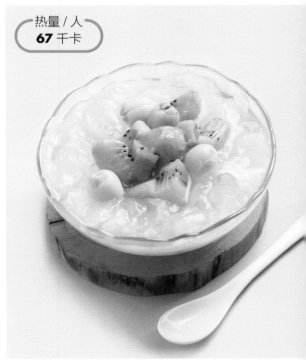

热量 / 人
67 千卡

钾、维生素C

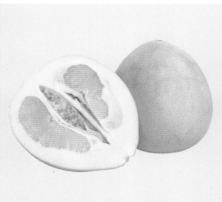

柚子 补钾，控血压

每100克营养含量			
热量	脂肪	蛋白质	糖类
42 千卡	**0.2** 克	**0.8** 克	**9.5** 克

推荐用量：每天宜吃 50～100 克　控血压营养吃法：生食、凉拌、榨汁

控压原理

柚子含有丰富的钾，可以帮助人体将多余的钠排出体外，有利于控血压。柚子富含维生素C和柚苷，有助于预防动脉粥样硬化。

营养控压搭配

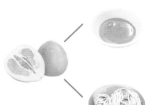

柚子 + 蜂蜜
清热利尿
控压

柚子 + 豆腐丝
补钾、补钙

健康吃法

柚子含糖不高，味道较酸，与蜂蜜搭配制作蜂蜜柚子茶，可提升口感。

人群须知

推荐人群：高血压患者；消化功能不良者；慢性支气管炎患者。

慎食人群：肾病、高钾血症患者。

温馨提示

柚子含有抑制肝脏代谢药物的酶活性的物质，会增加降压药的不良反应，所以刚吃完药不宜食用柚子。另外，移植术后的患者也不宜吃柚子，否则会影响抗排异药物的疗效。

蜂蜜柚子茶 (饮品)

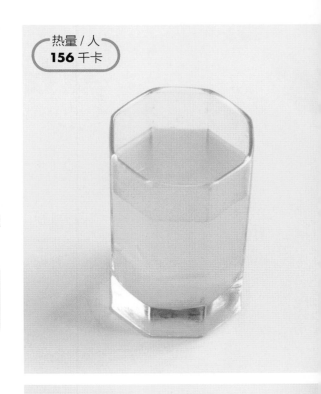

热量 / 人
156 千卡

材料 柚子1个（1000克），蜂蜜15克。

调料 冰糖适量。

做法

1 将柚子的果肉剥出，去除薄皮及子，用勺子捣碎；柚子皮洗净，切丝。

2 将柚子皮、果肉和冰糖放入锅中，加水煮开，转为小火，不停搅拌，熬至汤汁黏稠、柚皮金黄透亮，盛出凉凉，调入蜂蜜即可。

> **烹饪妙招** 制作前将柚子皮放清水中浸泡10分钟左右，可以去除柚子皮的苦味。

香拌柚块 (凉菜)

热量 / 人
47 千卡

材料 柚子200克，红彩椒、豆腐丝各25克。

调料 盐1克，香油5克，香菜段10克。

做法

1 柚子去皮，果肉切块；红彩椒洗净，去蒂除子，切丝；豆腐丝洗净，切段，放入沸水中焯透，捞出，过凉，沥干水分。

2 柚子肉块、香菜段、红彩椒丝、豆腐丝放入盘中，加盐和香油拌匀即可。

> **烹饪妙招** 豆腐丝焯水，可以有效去除附着的盐分。

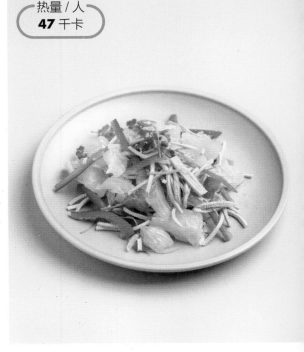

鱼禽畜肉

优选白肉，适量瘦红肉，血压稳控不飙升

控血压关键词

ω-3脂肪酸

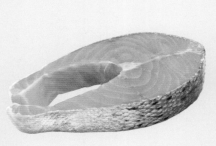

三文鱼　健脑，护血管

每100克营养含量			
热量	脂肪	蛋白质	糖类
139 千卡	**7.8** 克	**17.2** 克	**0** 克

推荐用量：每天宜吃 40~75 克　控血压营养吃法：煮粥、清蒸

控压原理

三文鱼含有较多的 ω-3 脂肪酸，有助于控血压、防止血栓形成。

营养控压搭配

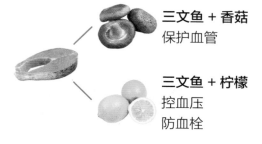

三文鱼 + 香菇
保护血管

三文鱼 + 柠檬
控血压
防血栓

健康吃法

三文鱼富含多种营养，且肉质鲜嫩，不宜长时间烹制。三文鱼与胡萝卜、西蓝花、番茄等蔬菜一起搭配食用，营养配比更科学。

人群须知

推荐人群：高血压、心血管疾病患者；脑力劳动者。

慎食人群：痛风患者。

温馨提示

三文鱼只要烹饪至八成熟即可，这样味道既鲜美，又可去除腥味。如果加热时间过长，肉质会变得干硬。

柠檬香鱼块 (热菜)

材料 净三文鱼肉 200 克，青柠汁
适量，白芝麻少许。

调料 黑胡椒粉、姜丝、蜂蜜、淀粉、
蒜末、生抽、面粉各适量，盐
1 克。

做法

1 三文鱼肉撒上适量盐、黑胡椒粉、
姜丝腌制半小时。

2 青柠汁、蜂蜜、水、淀粉、蒜末、
生抽拌匀成味汁；鱼块均匀地拍上
面粉和白芝麻。

3 锅内放油，小火把鱼块两面都煎黄；
另取锅将调好的味汁用小火煮至黏
稠，最后把熬好的味汁浇到鱼块上
即可。

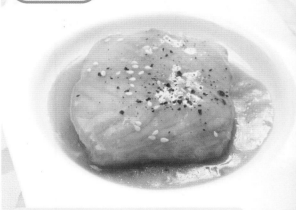

热量 / 人
93 千卡

烹饪妙招 🍴 烹制三文鱼时放入几
片柠檬或滴入新鲜的柠檬汁，可除
腥杀菌，且柠檬中含有丰富的维生
素 C，可使营养更全面。

三文鱼香菇粥 (粥膳)

材料 大米、三文鱼肉各 100 克，鲜
香菇、胡萝卜各 50 克。

调料 葱花、高汤各适量，盐 1 克。

做法

1 鲜香菇洗净，切块；胡萝卜去皮洗
净，切片；大米淘净，浸泡 10 分
钟；三文鱼洗净，切片。

2 高汤倒入锅中煮开，放入大米、鲜
香菇块、胡萝卜片一起煮至粥熟，
放入三文鱼片再次煮开，调入葱花、
盐即可。

烹饪妙招 🍴 如果用干香菇制作这
道菜，干香菇不宜在水里浸泡时间
过长，以免营养素流失。

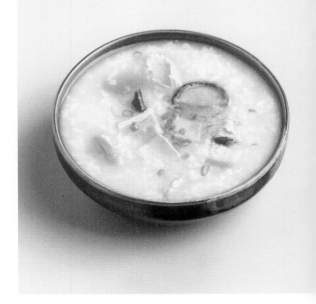

热量 / 人
171 千卡

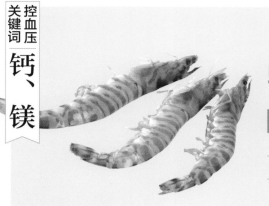

虾　含钙、镁丰富，稳定血压

每 100 克营养含量			
热量	脂肪	蛋白质	糖类
101 千卡	**1.4** 克	**18.2** 克	**3.9** 克

推荐用量：每天宜吃 40～75 克　　控血压营养吃法：蒸煮

控压原理

现代药理研究发现，血压的高低与钙含量成负相关，身体缺钙会导致血压升高，缺镁也是如此。因此，适当进食钙、镁含量多的虾，可使血压保持稳定，并能预防脑血管疾病的发生。

营养控压搭配

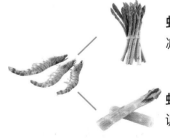

虾 + 芦笋
减脂控压

虾 + 莴笋
调脂控压

健康吃法

蒸虾不仅可以减少用油量，还能保持虾鲜嫩爽口的特点，很适合高血压患者食用。

人群须知

推荐人群：高血压、心血管疾病患者；肾阳虚者。

慎食人群：痛风患者；对海鲜过敏者。

温馨提示

虾皮、海米等虾制品含盐量较高，吃得过多不利于控制血压，高血压患者要慎食，或用清水泡去大部分盐分后再食用。

鲜虾芦笋 （热菜）

材料 芦笋 250 克，鲜海虾 100 克。

调料 葱花、姜末各 4 克，盐、料酒、淀粉各 2 克。

做法

1 芦笋去老皮，洗净，切段；鲜海虾去虾须，剪开虾背，挑出虾线，洗净，用料酒、淀粉腌渍 10 分钟。

2 锅置火上，倒入植物油烧至七成热，放葱花、姜末炒香，放入鲜海虾、芦笋段翻炒至熟，加盐调味即可。

烹饪妙招 🍴 虾背部的虾线是虾未排泄完的废物，因此烹饪虾的时候要记得去除虾线。将牙签从虾背第二节的壳间穿过，往上一挑，就能轻松挑出虾线。

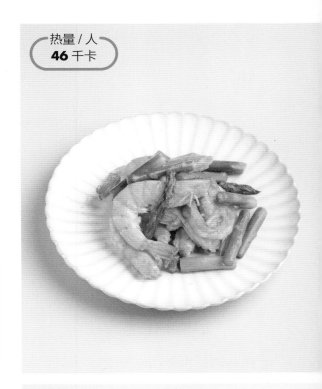

热量 / 人
46 千卡

鲜虾莴笋汤 （汤羹）

材料 莴笋 250 克，鲜虾 150 克。

调料 盐 2 克，葱末、姜丝各适量。

做法

1 鲜虾洗净，剪去须，剪开虾背，挑去虾线，洗净；莴笋去皮去叶，洗净，切菱形片。

2 锅置火上，倒油烧至七成热，放入葱末、姜丝爆香，放入莴笋片翻炒均匀，加入适量清水，大火煮开后放入鲜虾，转中火煮至鲜虾和莴笋熟透，加盐调味即可。

烹饪妙招 🍴 鲜虾买回来洗净、挑去虾线，均匀喷上料酒静置 10 分钟，可以有效去腥。

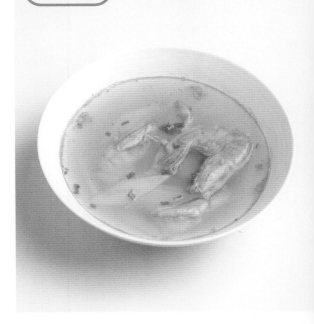

热量 / 人
59 千卡

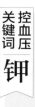
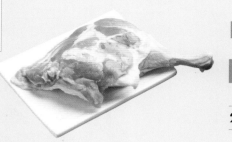

鸭肉　滋阴利尿，控血压

每 100 克营养含量			
热量	脂肪	蛋白质	糖类
240 千卡	**19.7** 克	**15.5** 克	**0.2** 克

推荐用量：每天宜吃 40～75 克　控血压营养吃法：蒸、炖煮、凉拌

控压原理

鸭肉中的钾能有效对抗钠的升压作用，维持血压稳定。另外，鸭肉有清热润燥、利尿的功效，能缓解血压升高引起的头晕目眩等症状。

营养控压搭配

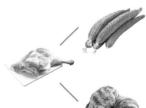

鸭肉 + 黄瓜
清热，消脂，控压

鸭肉 + 芋头
补虚益气

健康吃法

将鸭肉切丁与大米、绿豆一起煮粥，控压效果不错。

人群须知

推荐人群：高血压患者；发热、水肿者。

慎食人群：大便泄泻者。

温馨提示

鸭的皮下有一层厚厚的脂肪，可以避免鸭子在水中失温。所以在吃鸭肉时，一定要注意去皮，或想办法把皮下脂肪刮去，以免摄入太多的油脂。

鸭丝拌黄瓜 (凉菜)

材料 鸭肉 100 克，黄瓜 200 克。

调料 蒜末、盐各适量，香油 3 克。

做法

1 鸭肉洗净，煮熟，撕成丝；黄瓜洗净，切丝。

2 取盘，放入鸭丝和黄瓜丝，加盐、蒜末和香油拌匀即可。

> (烹饪妙招) 经过水煮这道程序，鸭肉里的油脂大多数溶入水中，适合高血压患者食用。

热量 / 人
91 千卡

芋头烧鸭 (热菜)

材料 净鸭块 150 克，净芋头 200 克。

调料 葱段、姜片、蒜瓣各 10 克，盐、料酒、白糖各 2 克，老抽 6 克，胡椒粉少许。

做法

1 锅内加适量冷水，放入鸭块、姜片和少许料酒，烧开后捞出洗净；芋头蒸熟后去皮、切块。

2 油锅烧热，加葱段、蒜瓣爆香，倒入鸭块，加老抽、料酒、胡椒粉、白糖翻炒，倒水烧开后，改小火炖 20 分钟，加入芋头块焖至入味，调入盐即可。

> (烹饪妙招 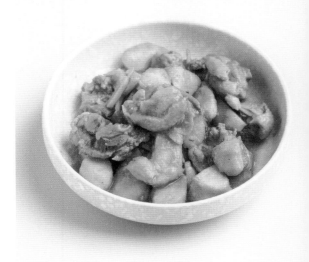) 鸭肉买回来洗净、切块，均匀喷上料酒静置 10 分钟，可以有效去腥。

热量 / 人
157 千卡

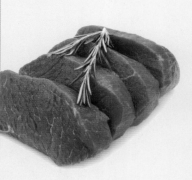

优质蛋白质、锌

牛瘦肉 富含优质蛋白质，维护血管弹性

每 100 克营养含量			
热量	脂肪	蛋白质	糖类
160 千卡	**8.7** 克	**20** 克	**0.5** 克

推荐用量：每天宜吃 40～75 克　　控血压营养吃法：炖煮、做馅

控压原理

牛肉含丰富的优质蛋白质，在肉类中脂肪含量较低，适量摄入有利于调节血压。牛肉还富含锌，研究表明，饮食中增加锌的摄入，有助于提高免疫力。

营养控压搭配

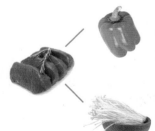

牛肉 + 红彩椒
促进代谢
消脂控压

牛肉 + 金针菇
清热通便
控血压

健康吃法

烹饪牛肉时放点山楂，牛肉更易熟，还可去油腻，山楂可扩张血管，两者同食控压效果明显。

人群须知

推荐人群：高血压患者；缺铁性贫血患者；病后调养者。

慎食人群：消化功能较弱者。

温馨提示

烹煮牛肉时，放入一把黄豆、一块橘皮或一点茶叶，不仅牛肉易煮烂、味道好，而且控压效果好。

百合莲子炒牛肉 （热菜）

材料 牛瘦肉 250 克，鲜百合 50 克，鲜莲子 10 克，红彩椒 30 克。

调料 姜片、葱段、白糖、水淀粉各适量，盐 2 克。

做法

1 牛瘦肉洗净，切片，用盐、白糖、水淀粉腌渍 10 分钟；鲜百合洗净，掰成瓣；红彩椒洗净，去蒂除子，切块。

2 锅内倒油烧至温热，将腌渍好的牛肉片放入锅中快速过油，放入红彩椒块，大火快炒后起锅。

3 净锅置火上，爆香葱段、姜片，放入莲子、鲜百合翻炒，放入少许清水煮沸后，将炒好的牛肉片和红彩椒块倒入拌匀，加上盐调匀即可。

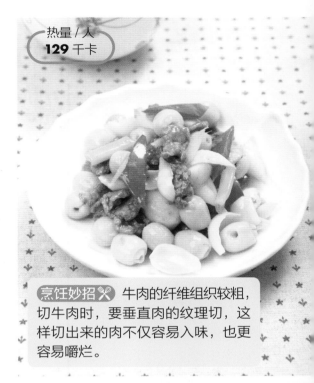

热量／人
129 千卡

烹饪妙招 牛肉的纤维组织较粗，切牛肉时，要垂直肉的纹理切，这样切出来的肉不仅容易入味，也更容易嚼烂。

金针菇牛肉 （热菜）

材料 牛瘦肉 400 克，金针菇 150 克，红彩椒 15 克。

调料 水淀粉 10 克，淀粉 8 克，盐 2 克。

做法

1 牛瘦肉洗净，切薄片，用淀粉、盐拌匀；金针菇洗净，去根；红尖椒洗净，切碎。

2 锅置火上，倒油烧至六成热，爆香红尖椒碎。

3 加入水、牛肉片和金针菇，炒至将熟，调入盐，用水淀粉勾芡即可。

烹饪妙招 炒牛肉的时候要大火快炒。

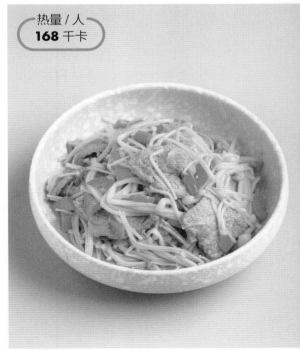

热量／人
168 千卡

蛋奶类

烹饪简便，轻松补充优质蛋白质

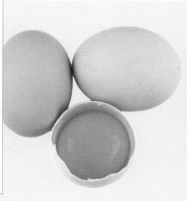

鸡蛋
改善血液循环，调节免疫力

每 100 克营养含量			
热量	脂肪	蛋白质	糖类
139 千卡	8.6 克	13.1 克	2.4 克

推荐用量：每天宜吃 1 个（高胆固醇血症者可以每周吃 3~4 个）
控血压营养吃法：蒸煮

控压原理

鸡蛋富含蛋白质、B 族维生素、卵磷脂等营养素，有助于调节代谢，维护血管弹性，改善血液循环和血压状态。

营养控压搭配

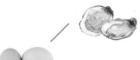

鸡蛋 + 牡蛎
滋阴控压

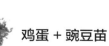

鸡蛋 + 豌豆苗
促便，控血压

健康吃法

鸡蛋营养丰富，却缺乏维生素 C，因此宜搭配维生素 C 含量丰富的柿子椒、番茄等一起食用，可获得更全面的营养。

人群须知

推荐人群：病后虚弱者；营养不良者。

慎食人群：高胆固醇血症患者。

温馨提示

因为生鸡蛋中含细菌、毒菌、寄生虫卵，特别是沙门菌，生吃不利于健康。

牡蛎炒鸡蛋 （热菜）

材料 牡蛎肉、胡萝卜、柿子椒各90克，鸡蛋3个（约150克）。

调料 盐3克，葱花、姜片各5克，料酒适量。

做法

1 牡蛎肉洗净，煮熟捞出；柿子椒洗净，去蒂除子，切片；胡萝卜洗净，切片。

2 鸡蛋磕开，打散，炒熟，盛出。

3 锅内倒油烧热，爆香葱花、姜片，下入胡萝卜片和柿子椒片，倒入鸡蛋和牡蛎肉同炒，烹入料酒和水，加盐调味，继续翻炒片刻即可。

（烹饪妙招 ✕） 家里可以用不粘锅炒鸡蛋，这样可以大大减少用油量。

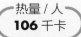

热量 / 人
106 千卡

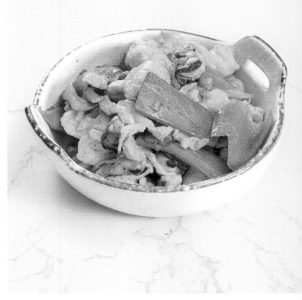

豌豆苗鸡蛋汤 （汤羹）

材料 豌豆苗200克，鸡蛋1个（约50克）。

调料 葱花适量，盐、香油各2克。

做法

1 豌豆苗择洗干净；鸡蛋洗净，打入碗内，搅成蛋液。

2 锅置火上，加适量清水烧沸，放入豌豆苗、葱花搅拌均匀。

3 待锅内的汤汁再次沸腾，淋入蛋液搅成蛋花，用盐和香油调味即可。

（烹饪妙招 ✕） 鸡蛋打到碗里后，再徐徐倒入沸腾的锅里，汤羹更细腻可口。

热量 / 人
44 千卡

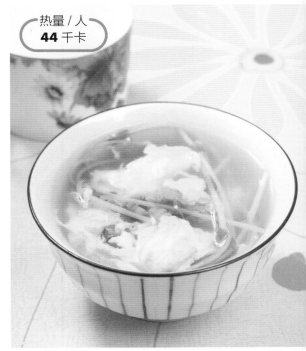

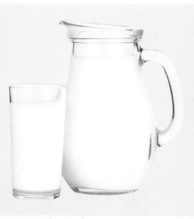

牛奶 补钙，稳血压

每 100 克营养含量			
热量	脂肪	蛋白质	糖类
66 千卡	**3.8 克**	**3.0 克**	**5.0 克**

推荐用量： 每天宜喝 300 ~ 500 毫升
控血压营养吃法： 佐餐食用或作为加餐

控压原理

牛奶含有丰富的钙，而钙对稳定血压有益。因此高血压患者经常饮用牛奶，有助于维持血压稳定。

营养控压搭配

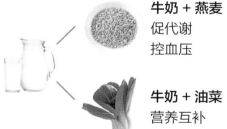

牛奶 + 燕麦
促代谢
控血压

牛奶 + 油菜
营养互补

健康吃法

早餐时喝一杯牛奶，搭配杂粮饼或玉米发糕等主食，既能补充膳食纤维，又能提供优质蛋白质。

人群须知

推荐人群： 高血压患者；骨质疏松患者；压力大、失眠者。

慎食人群： 乳糖不耐受者。

温馨提示

乳糖不耐受的高血压患者可以选择乳糖含量极低的低乳糖牛奶，比如舒化奶、酸奶、零乳糖牛奶等。在喝牛奶的时候采取少量多次的原则，让肠道逐渐适应。尽量不要空腹喝牛奶，可以先吃一些面包、馒头等主食以减轻不适感。

奶香燕麦馒头 主食

材料 面粉 120 克，燕麦片 60 克，牛奶 90 克，酵母粉 2 克。

做法

1 面粉、燕麦片、牛奶、酵母粉混合，加入适量水搅拌均匀，揉成光滑面团，待发酵至 2 倍大。

2 将发酵好的面团揉至光滑，搓成长条，切成大小均匀的剂子，放在蒸锅中，放置 20 分钟等面团进一步发大，开火，水沸后转小火蒸 20 分钟即可。

烹饪妙招 冷水上蒸锅，可让馒头进行二次发酵，馒头蒸熟后会蓬松好吃。

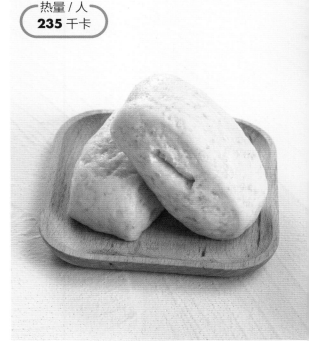

热量 / 人
235 千卡

油菜牛奶汁 饮品

材料 油菜 150 克，牛奶 200 克。

调料 蜂蜜 5 克。

做法

1 油菜洗净，去根，切段，焯熟备用。

2 油菜段与牛奶一同放入榨汁机中，搅打成汁。

3 榨好的油菜牛奶汁倒入杯中，加入蜂蜜调匀即可。

烹饪妙招 喝牛奶时，与馒头、花卷等富含碳水化合物的主食一起食用，有助于人体对牛奶中蛋白质的吸收，避免空腹喝牛奶所致的营养成分流失。

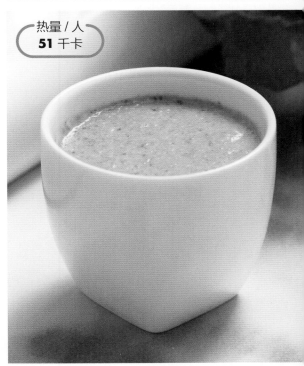

热量 / 人
51 千卡

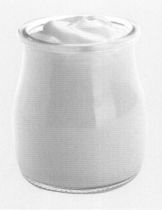

酸奶　润肠通便，控血压

每 100 克营养含量			
热量	脂肪	蛋白质	糖类
70 千卡	1.9 克	3.2 克	10.0 克

推荐用量：每天宜喝 100～200 毫升
控血压营养吃法：佐餐食用或作为加餐

控压原理

酸奶含有丰富的钙，能增加钠排泄，减轻钠对血压的不利影响，有利于控血压。

营养控压搭配

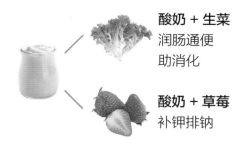

酸奶 + 生菜
润肠通便
助消化

酸奶 + 草莓
补钾排钠

健康吃法

乳糖不耐受的高血压患者可以选择无糖的原味酸奶，饭后 2 小时内饮用效果最佳。

人群须知

推荐人群：儿童、老年人；消化功能不良者；乳糖不耐受的高血压患者。

慎食人群：胃酸过多者；胃溃疡患者。

温馨提示

肠胃不好的人可将从冰箱里拿出来的酸奶放到 40℃ 左右的温水中浸泡一会儿再饮用。

糙米巴旦木沙拉 (凉菜)

材料 糙米、西葫芦、酸奶各 100 克，巴旦木 25 克，提子干 10 克，生菜 40 克。

调料 柠檬汁 10 克。

做法

1 糙米洗净，浸泡 2 小时，放入电饭锅中，加适量热水做成糙米饭，盛出凉凉。

2 西葫芦洗净，切丝，焯熟；生菜洗净，沥干；酸奶中加柠檬汁调成酸奶酱。

3 生菜铺盘底，摆上其他材料，淋上酸奶酱即可。

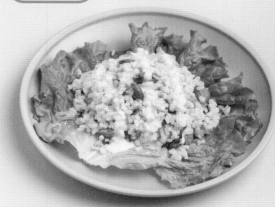

热量/人
212 千卡

(烹饪妙招) 糙米质地较硬，口感粗糙，在煮糙米时，可以用热水煮饭，缩短煮饭时间，以减少糙米中维生素的流失。

圣女果草莓酸奶 (饮品)

材料 圣女果 100 克，草莓 200 克，脱脂酸奶 300 克。

调料 蜂蜜适量。

做法

1 圣女果洗净，去蒂，切小块；草莓洗净，去蒂，切小块。

2 将圣女果块、草莓块和酸奶放入榨汁机中，加入适量饮用水搅打均匀，加入蜂蜜调匀即可。

(烹饪妙招) 使用无糖原味酸奶制作，控压效果更好。

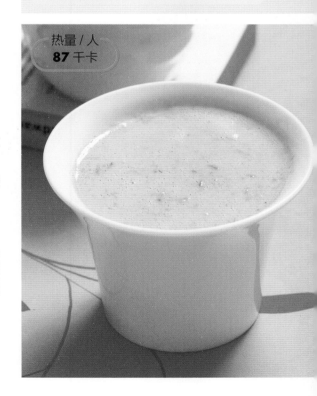

热量/人
87 千卡

大豆及坚果

适量摄入，有益血管健康

控血压关键词 钾、钙

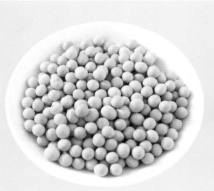

黄豆 补充钾、钙和优质蛋白质

每 100 克营养含量			
热量	脂肪	蛋白质	糖类
390 千卡	**16.0** 克	**35.0** 克	**34.2** 克

推荐用量：每餐宜吃 25～30 克　　控血压营养吃法：打浆、煮粥

控压原理

黄豆富含的钾、钙均能促进钠的排出，扩张血管，控血压。长期服用含有利尿成分降压药（有排钾作用）的高血压患者经常吃黄豆，对补充钾很有帮助。

营养控压搭配

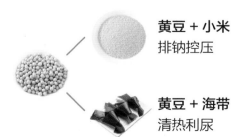

黄豆＋小米
排钠控压

黄豆＋海带
清热利尿

健康吃法

将黄豆做成豆浆后，豆渣不要丢掉，可加面粉或玉米面做成窝头，更有利于吸收其中的营养成分。

人群须知

推荐人群：糖尿病和心血管病患者；肥胖症患者。

慎食人群：肾病患者；高尿酸血症、痛风患者。

温馨提示

在平时做炖肉时，放入一些整粒黄豆，不仅可使肉更易熟，营养及控压效果也更好。

黄豆小米糊 （饮品）

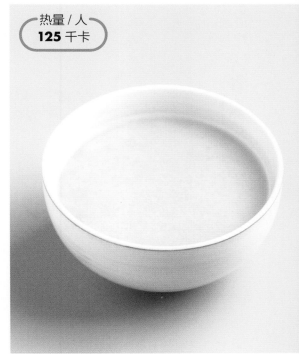

热量/人
125 千卡

材料　黄豆、小米各 50 克。

做法

1 黄豆洗净，浸泡 4 小时；小米洗净。

2 将黄豆和小米放入豆浆机中，加适量清水，按下"米糊"键，提示做好即可。

烹饪妙招 用开水可节省时间，且打出来的米糊更香醇。

海带黄豆粥 （粥膳）

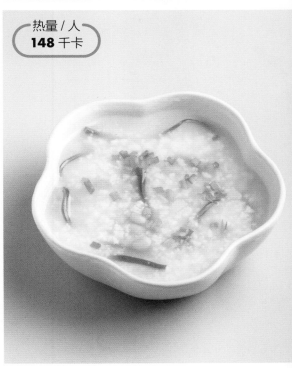

热量/人
148 千卡

材料　大米 80 克，海带丝 50 克，黄豆 40 克。

调料　葱末、盐各少许。

做法

1 黄豆洗净，浸泡 6 小时；大米淘洗干净，用水浸泡 30 分钟；海带丝洗净。

2 锅置火上，加入清水烧开，放入大米和黄豆，大火煮沸后改小火慢慢熬煮至七成熟，放入海带丝煮约 10 分钟，加盐调味，最后撒入葱末即可。

烹饪妙招 也可以选用适量干海带煮粥，需提前用清水充分浸泡。

不饱和脂肪酸

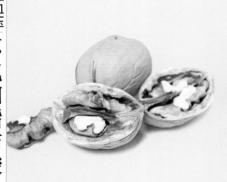

核桃 护血管，稳血压

每 100 克营养含量			
热量	脂肪	蛋白质	糖类
646 千卡	**58.8** 克	**14.9** 克	**19.1** 克

推荐用量：每餐宜吃 25～30 克　　控血压营养吃法：凉拌、打浆

控压原理

核桃仁富含不饱和脂肪酸，且近一半为亚油酸，有助于预防动脉粥样硬化、控血压；核桃仁中也含有较多的抗氧化成分，经常吃一些核桃仁，有助于保持血管壁健康，也可以为人体提供必需脂肪酸。

营养控压搭配

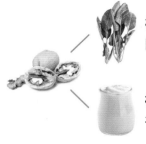

核桃 + 菠菜
降脂控压

核桃 + 酸奶
补钙控压

健康吃法

核桃与薏米、栗子等同煮粥吃，能够健脾祛湿、补肾，对调控血压也有帮助。

人群须知

推荐人群：便秘者；动脉粥样硬化、高血压、冠心病患者；肺虚、咳嗽患者。

慎食人群：上火、腹泻、阴虚有热者。

温馨提示

核桃碎味道鲜香，是很好的调料。做凉菜、凉面时加些核桃碎，不仅饭菜的味道可口，还能减少用盐量。

核桃仁拌菠菜 (凉菜)

材料 菠菜 200 克，核桃仁 30 克。

调料 盐、香油、醋各 3 克。

做法

1 菠菜洗净，放入沸水中焯一下，捞出沥干，切段。

2 锅置火上，用小火煸炒核桃仁，取出压碎。

3 将菠菜段和核桃碎放入盘中，加入盐、香油、醋搅拌均匀即可。

(烹饪妙招 ✗) 菠菜焯水可以去除其中的草酸。

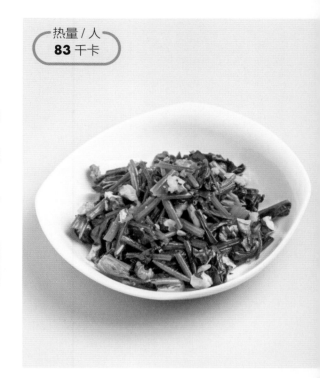

热量/人
83 千卡

果仁酸奶 (饮品)

材料 酸奶 300 克，核桃肉、开心果仁、腰果各 10 克，草莓 50 克。

做法

1 草莓洗净，切小丁。

2 将酸奶放在碗中，将草莓丁、核桃肉、开心果仁、腰果撒在酸奶上，搅拌均匀即可。

(烹饪妙招 ✗) 果仁在吃之前再放进酸奶中，这样可保持口感香脆。

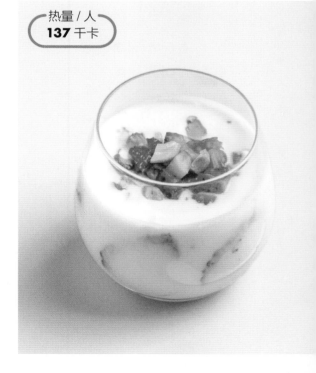

热量/人
137 千卡

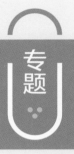

控血压慎吃食物大盘点

下面这些食物，高血压人群一定要敬而远之。这些食物含盐量高，多食会引发血压升高。

常见高盐（钠含量）食品表（每100克）

食物名称	钠（毫克）	相当于盐含量（克）
三明治（夹火腿、干酪）	528.0	1.34
葵花子（熟）	634.7	1.61
鱼丸	854.2	2.17
方便面	1144.0	2.91
地瓜干	1287.4	3.27
盐水鸭（熟）	1557.5	3.96
奶油五香豆	1577.0	4.01
低脂奶酪	1684.8	4.28
咸鸭蛋	2706.1	6.87
萝卜干	4203.0	10.68
榨菜	4252.6	10.80
虾米（海米，虾仁）	4891.9	12.43

参考数据：《中国居民膳食指南（2022）》。

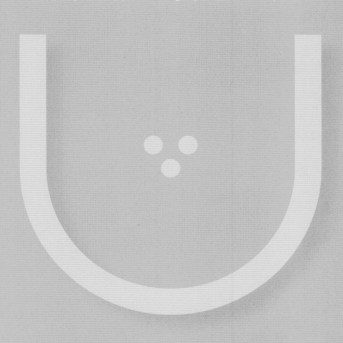

第 **3** 章

给全家人的早餐：
营养全面，
避免晨峰高血压

全家早餐：多样化，耐饥又营养，避免清晨血压飙升

每天规律吃早餐，高血压风险下降16%

早餐是一天中最重要的一餐。有研究发现，每天规律吃早餐者，高血压风险下降16%。早晨，人的血压较高，尤其是晨峰高血压患者血栓形成的危险性相对增加。坚持合理化的早餐搭配，不仅能均衡营养，还能预防晨峰高血压的发生。

专家答疑 家庭控血压高频问题

什么是晨峰高血压？
晨峰高血压有哪些危害？

晨峰高血压是对健康危害很大的一种血压波动类型，容易在清晨诱发心脑血管意外。这是一种清晨醒来时出现血压快速大幅上升的现象，尤其是清晨血压升高者，部分晨峰高血压就表现为单纯清晨高血压，建议做动态血压监测，明确是否存在晨峰高血压。

健康早餐的四大黄金元素

一顿营养丰富的早餐应该包括主食（提供碳水化合物），肉类、鸡蛋、牛奶等动物性食物（提供蛋白质、矿物质），以及新鲜蔬果（提供维生素和膳食纤维）。

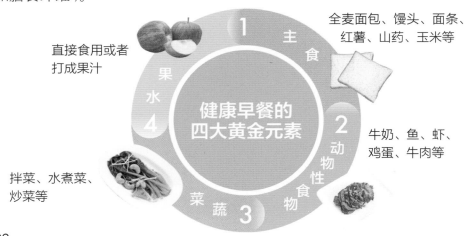

直接食用或者打成果汁

全麦面包、馒头、面条、红薯、山药、玉米等

1 主食

2 动物性食物

牛奶、鱼、虾、鸡蛋、牛肉等

3 菜蔬

拌菜、水煮菜、炒菜等

4 果水

健康早餐的四大黄金元素

中青年人怎样吃早餐

中青年人控压早餐好搭档

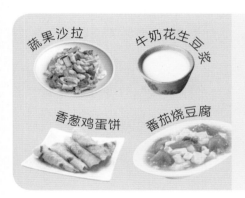

蔬果沙拉　牛奶花生豆浆　香葱鸡蛋饼　番茄烧豆腐

营养师支招

香葱鸡蛋饼富含膳食纤维，可补充营养、调节血压；蔬果沙拉富含维生素、膳食纤维、钾，可以促进钠代谢、通便控压；豆腐富含优质蛋白质，有利于控血压；牛奶花生豆浆富含优质蛋白质、钙，有利于钠钙平衡，提高身体抵抗力。

中青年人精选早餐食谱推荐

香葱鸡蛋饼 （主食）

材料 面粉180克，鸡蛋1个（约50克）。

调料 葱花少许，盐2克。

做法

1 鸡蛋磕开，搅成蛋液；将面粉、鸡蛋液和葱花、少许水、盐调成糊。

2 电饼铛底部刷层油，放面糊，用锅铲摊开，稍煎，少许油沿着锅边淋一圈，翻面煎熟透即可。

烹饪妙招 放入2个鸡蛋，鸡蛋饼的口感会更好。但如果不宜吃太多鸡蛋，可以放1个鸡蛋再加适量水调成稠糊即可。

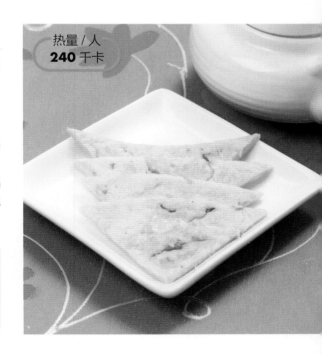

热量/人
240 千卡

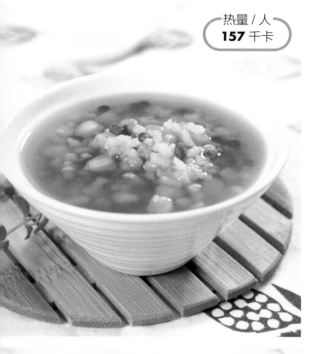

绿豆玉米粥 （粥膳）

材料　绿豆、玉米粒、大米各 60 克。

做法

1 绿豆、玉米粒、大米分别淘洗干净；大米浸泡 30 分钟；绿豆浸泡 4 小时。

2 锅置火上，倒入适量清水烧开，加绿豆、玉米粒煮沸后放大米，转小火熬煮 40 分钟至熟烂即可。

烹饪妙招 大米入锅后，要用勺子稍加搅拌，防止粘锅。

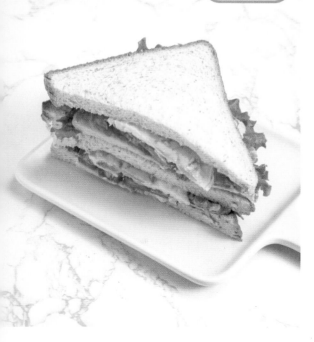

鸡胸肉三明治 （主食）

材料　吐司 4 片（约 40 克），鸡胸肉 100 克，鸡蛋 2 个（约 100 克），番茄、生菜各 150 克。

调料　盐、沙拉酱各适量。

做法

1 鸡胸肉洗净，切片，加盐腌制 15 分钟。

2 早餐机预热后倒一点油，放入腌制好的鸡胸肉片，两面煎香煎熟，取出，接着再煎一下鸡蛋。

3 拿出一片吐司，把生菜铺好挤上沙拉酱，盖上煎好的鸡胸肉，再放上切好的番茄片，挤上沙拉酱，接着放煎蛋，再盖上一片吐司，对半切开即可。同样方法再做另一个三明治。

烹饪妙招 为了减少脂肪的摄入，吃鸡肉最好选择鸡胸肉，或去掉鸡皮及鸡皮之下的脂肪层。

蔬果沙拉 _{凉菜}

材料 樱桃 200 克，苦菊、红彩椒、黄彩椒各 100 克，酸奶 30 克。

做法

1 樱桃洗净，去子；苦菊洗净，切段；红彩椒、黄彩椒洗净，切块。
2 准备好的食材放入盘中，在上面淋上酸奶，拌匀即可。

烹饪妙招 酸奶可以根据自己的口味自由调制。

热量 / 人
61 千卡

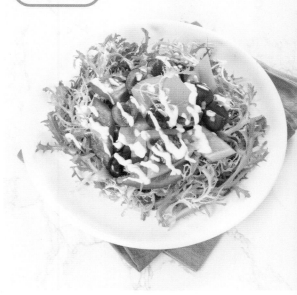

什锦西蓝花 _{凉菜}

材料 西蓝花、菜花各 200 克，胡萝卜 50 克。

调料 白糖 3 克，醋 8 克，香油 1 克，盐 2 克。

做法

1 西蓝花、菜花分别洗净，掰小朵；胡萝卜洗净，去皮，切片。
2 将西蓝花、菜花、胡萝卜片放入开水中焯熟，凉凉。
3 将西蓝花、菜花、胡萝卜片放入盘中，加白糖、香油、醋、盐搅拌均匀即可。

烹饪妙招 西蓝花尽量选择短时间加热的方法，焯烫断生之后马上盛出，可保持蔬菜的脆嫩感，并发挥其控压功效。

热量 / 人
37 千卡

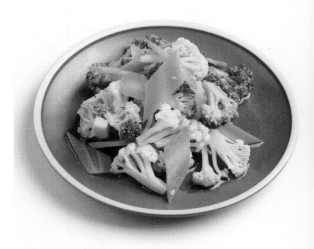

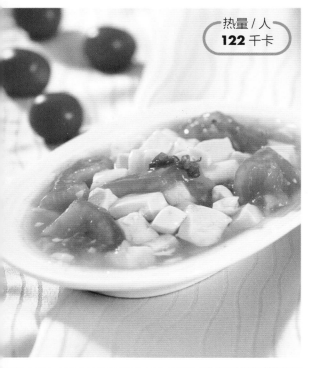

番茄烧豆腐 （热菜）

材料 豆腐 400 克，番茄 200 克。

调料 葱花 5 克，生抽 2 克，盐 1 克。

做法

1 番茄洗净，去蒂，切块；豆腐洗净，切块。

2 炒锅置火上，倒油烧热，放入豆腐块略炒，倒入番茄块，调入生抽略炒，然后盖锅盖焖煮 5 分钟，最后加盐、葱花炒匀即可。

烹饪妙招 豆腐选择老一点的，营养价值更高。

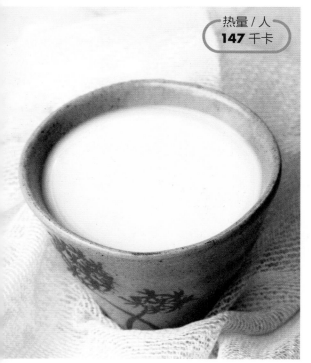

热量 / 人
147 千卡

牛奶花生豆浆 （饮品）

材料 黄豆 50 克，花生米 20 克，牛奶 200 克。

做法

1 将黄豆、花生米洗净，浸泡于水中，泡至发软。

2 将全部食材放入豆浆机中，加牛奶，启动"豆浆"模式，待榨好后用滤网滤出豆渣即可饮用。

烹饪妙招 喜欢甜口味的，可以加适量冰糖调味。

一般老年人怎样吃早餐

一般老年人控压早餐好搭档

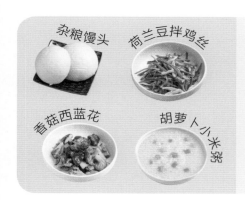

杂粮馒头　荷兰豆拌鸡丝

香菇西蓝花　胡萝卜小米粥

营养师支招

杂粮馒头，粗细粮搭配，有助于营养成分互补；荷兰豆拌鸡丝，荤素搭配，均衡饮食，避免摄入过多热量和脂肪；香菇和西蓝花搭配，可补钾限钠，促进代谢；胡萝卜和小米煮粥，健脾胃，助消化，通便控血压。

一般老年人精选早餐食谱推荐

杂粮馒头　主食

材料　小米面100克，黄豆面30克，面粉50克，酵母5克。

做法

1 酵母用温水化开并调匀；小米面、黄豆面、面粉倒入容器中，慢慢加酵母水和适量清水搅拌均匀，揉成表面光滑的面团，醒发40分钟。

2 醒发好的面团搓粗条，切成大小均匀的面剂子，逐个团成圆形，制成馒头生坯，送入烧开的蒸锅蒸15~20分钟即可。

烹饪妙招　在发酵馒头等主食时，如果加碱，会在无形中增加钠的摄入量，应改用酵母来制作。

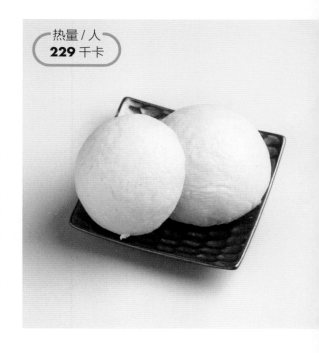

热量/人
229 千卡

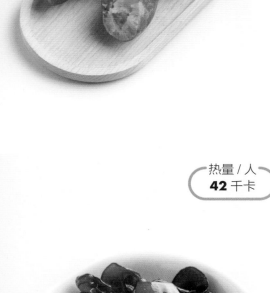

蒸红薯 （主食）

热量/人
86 千卡

材料 红薯 300 克。

做法

1 红薯洗净，放入凉水锅中。
2 开大火隔水蒸 10 分钟后，改用小火蒸 15 分钟。用筷子扎一下，能轻松插入即可。

烹饪妙招 蒸红薯时，先大火蒸至半熟，之后再小火蒸至熟透。这样的火候变化可以给红薯一个糖分转化的时间，蒸出的红薯格外香甜。

洋葱拌木耳 （凉菜）

热量/人
42 千卡

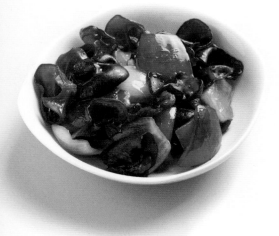

材料 水发木耳 100 克，洋葱 250 克。
调料 香油 3 克，盐、醋各 1 克。

做法

1 水发木耳择洗干净，撕成小朵，用沸水焯烫，捞出过凉，沥干水分；洋葱洗净，切小片。
2 取小碗，加盐、醋、香油搅拌均匀，制成调味汁。
3 取盘，放入洋葱片和焯好的木耳，淋入调味汁拌匀即可。

烹饪妙招 洋葱和木耳，不论是从营养、控压功效上，还是从颜色上，都是很好的搭配。既可以将木耳焯烫后与洋葱一起凉拌，也可以将二者一起炒食。

荷兰豆拌鸡丝 （凉菜）

材料 鸡胸肉 200 克，荷兰豆 100 克。

调料 蒜蓉 10 克，盐 2 克，香油 3 克，醋少许。

做法

1 将鸡胸肉冲洗干净，煮熟冷却，撕成细丝，用盐水浸泡半小时，捞出沥干水分；荷兰豆洗净后切丝，放入沸水中焯熟。

2 将鸡丝、荷兰豆丝放入盘中，再放入蒜蓉、盐、香油、醋拌匀即可。

（烹饪妙招）荷兰豆宜选择大小均匀、色泽翠绿者，且必须完全焯熟后再食用，否则可能引发中毒。

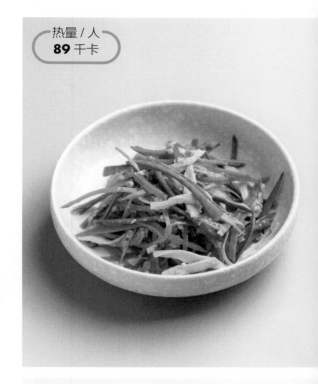

热量 / 人
89 千卡

手撕圆白菜 （热菜）

材料 圆白菜 300 克。

调料 蒜片、葱丝、盐各适量。

做法

1 圆白菜洗净，用手撕成片。

2 锅中放油烧热，下葱丝、蒜片煸出香味，放入圆白菜片，炒软后加盐，翻炒均匀后即可出锅。

（烹饪妙招）手撕菜能保留更多营养元素且更易入味。

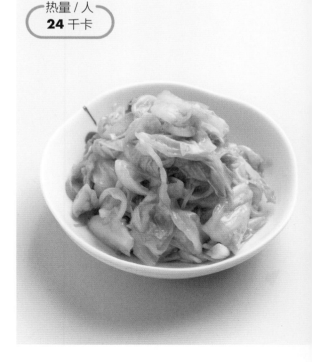

热量 / 人
24 千卡

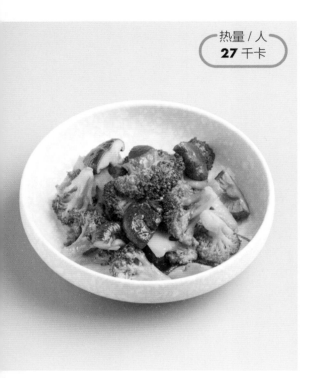

香菇西蓝花 （热菜）

材料 鲜香菇、西蓝花各 150 克。

调料 葱花 5 克，盐 2 克。

做法

1 鲜香菇洗净，入沸水中焯透，捞出，凉凉，切块；西蓝花洗净，掰成小朵，入沸水中焯 1 分钟，捞出。

2 炒锅置火上，倒入适量植物油，待油烧至七成热，放葱花炒出香味，放入香菇块和西蓝花翻炒均匀，用盐调味即可。

热量 / 人
27 千卡

（烹饪妙招）西蓝花煮后颜色会变得更加鲜艳，但在焯烫时，时间不宜太长，否则会失去脆感，营养也会大打折扣。

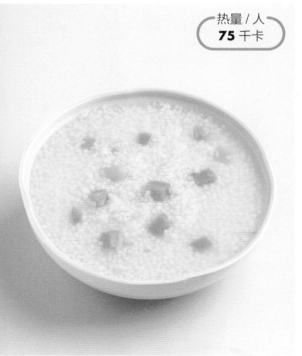

胡萝卜小米粥 （粥膳）

材料 小米 60 克，胡萝卜 30 克。

做法

1 小米洗净；胡萝卜洗净，切小丁。

2 小米放入锅中，加适量水，大火煮开。

3 加入胡萝卜丁，转小火熬煮至熟即可。

热量 / 人
75 千卡

（烹饪妙招）淘洗小米时不要用手搓，也不要长时间浸泡或用热水淘米，以避免水溶性维生素的损失。

高龄老年人怎样吃早餐

高龄老年人控压早餐好搭档

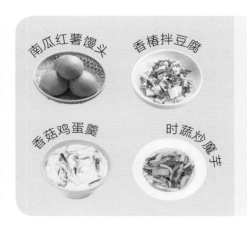

南瓜红薯馒头　香椿拌豆腐

香菇鸡蛋羹　时蔬炒魔芋

营养师支招

南瓜红薯馒头质地松软，入口即化，富含膳食纤维和钾，有助于通便、控血压；香椿含有丰富的维生素C和胡萝卜素，豆腐属于低热量、低脂肪、高蛋白食物，二者搭配做菜，营养互补；香菇搭配鸡蛋，富含铁、蛋白质、脂溶性维生素等营养物质，可提高免疫力；时蔬炒魔芋，可补充钾和水溶性维生素。

高龄老年人精选早餐食谱推荐

南瓜红薯馒头　主食

材料　南瓜、红薯各 100 克，面粉
　　　200 克，酵母 5 克。

做法

1 南瓜洗净，削皮，去子，切成块；红薯洗净，削皮切块，与南瓜块一起放入蒸锅内蒸熟，压成泥。

2 南瓜红薯泥中加入面粉、酵母一起揉成团，醒发至 2 倍大。

3 面团中加入适量干面按揉，排出空气，做成馒头，二次醒发后，放入蒸锅蒸 15 分钟即可。

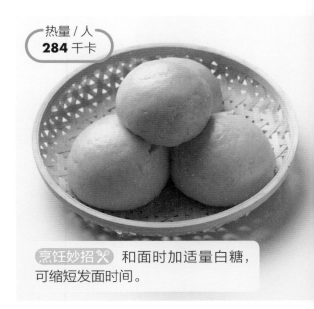

热量 / 人
284 千卡

烹饪妙招 和面时加适量白糖，可缩短发面时间。

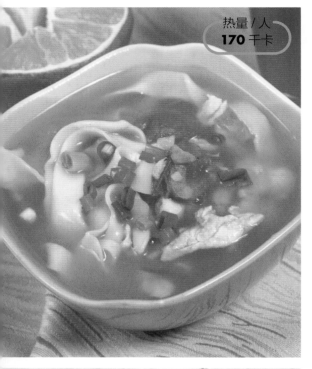

番茄鸡蛋烂面条 主食

材料 番茄 120 克，鸡蛋 2 个（约 100 克），手擀面 100 克。

调料 盐 2 克，葱花 3 克。

做法

1 番茄洗净，切丁；鸡蛋打入碗中，搅打均匀。

2 锅内倒油烧热，爆香葱花，放鸡蛋滑散，加入番茄丁翻炒 2 分钟，加足量水烧开后，放入手擀面煮熟即可。

烹饪妙招 葱花起提鲜的作用，不用放太多，要切细碎。

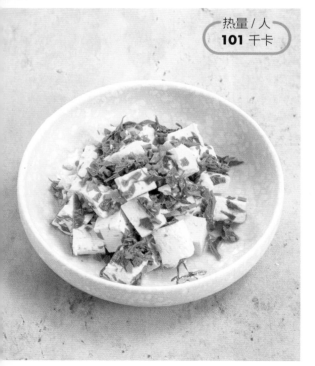

香椿拌豆腐 凉菜

材料 豆腐块 300 克，香椿 100 克。

调料 盐、香油各适量。

做法

1 豆腐块放入沸水中焯烫，捞出，沥干，装盘备用。

2 香椿择洗干净，焯烫，捞出，过凉，切碎，放在豆腐块上，加入盐、香油拌匀即可。

烹饪妙招 这道菜香味独特，不需要加入过多的调味品。

大白菜拌海蜇皮 （凉菜）

热量 / 人
30 千卡

材料　海蜇皮 150 克，大白菜丝 200 克。

调料　香菜段、蒜泥各少许，醋、盐、香油各适量。

做法

1　海蜇皮反复冲洗干净，浸泡 4~6 小时，中间换水 2~3 次，泡好后将海蜇皮焯水，切丝。

2　将海蜇皮丝、大白菜丝、盐、醋、蒜泥、香油和香菜段拌匀即可。

烹饪妙招 浸泡后的海蜇皮用热水焯一下再迅速冲凉，挤干水分，可以保持清脆的口感。

时蔬炒魔芋 （热菜）

热量 / 人
21 千卡

材料　魔芋豆腐 300 克，柿子椒、红彩椒、黄彩椒各 30 克，紫甘蓝 60 克。

调料　蒜片 10 克，盐 3 克。

做法

1　魔芋豆腐洗净，切片，放沸水中焯烫，捞出沥干；柿子椒、红彩椒、黄彩椒和紫甘蓝分别洗净，切条。

2　锅内倒油烧至七成热，放入蒜片炒至微黄，再放魔芋片翻炒均匀。

3　加入所有蔬菜翻炒 2 分钟，加盐调味即可。

烹饪妙招 魔芋经过加工，会流失一些矿物质、维生素，搭配富含矿物质和维生素的蔬菜一起食用，能提高营养价值。

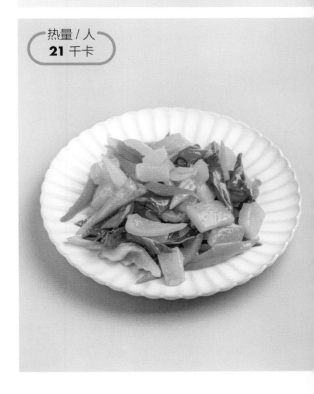

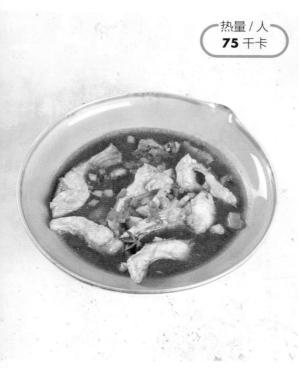

热量/人
75 千卡

美味炖鱼 （热菜）

材料 草鱼块 200 克。

调料 姜片、蒜片各 3 克，葱花、盐、醋、生抽、大料各 2 克。

做法

1 锅热放油，放草鱼块煎至两面金黄，捞出。

2 留底油，放入姜片、蒜片、大料炒出香味，放入生抽、醋和适量清水，大火煮开，下入煎好的鱼，大火收汁后，加盐调味，撒上葱花即可。

烹饪妙招 加适量的蒜片和大料，可以去除草鱼的腥味。

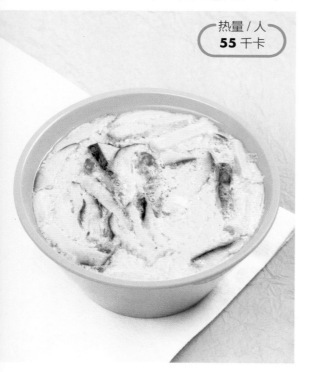

热量/人
55 千卡

香菇鸡蛋羹 （汤羹）

材料 鸡蛋 2 个（约 100 克），干香菇 2 朵（约 10 克）。

调料 盐 2 克，香油适量。

做法

1 干香菇泡发，沥干，去蒂，切细丝。

2 鸡蛋打散，加适量水、香油和香菇丝搅匀，加少许盐调味，放入蒸锅中蒸 8~10 分钟即可。

烹饪妙招 可加入适量胡椒粉，味道鲜美又去腥。

肥胖者怎样吃早餐

肥胖者控压早餐好搭档

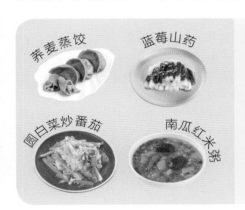

荞麦蒸饺　蓝莓山药

圆白菜炒番茄　南瓜红米粥

营养师支招

荞麦热量低、膳食纤维丰富，能够促进肠胃蠕动，帮助食物消化，防止肥胖；蓝莓山药富含植物营养素，有助于调节血脂、控血压，预防心脑血管疾病；圆白菜炒番茄含钾丰富，排钠控压；南瓜红米粥，健脾胃，促消化，营养均衡，有助减肥。

肥胖者精选早餐食谱推荐

荞麦蒸饺 （主食）

材料　荞麦粉、面粉、韭菜各 100 克，鸡蛋 1 个（约 50 克）。

调料　姜末、香油各适量，盐 2 克。

做法

1　鸡蛋打入碗内，打散，煎成蛋饼，铲碎；韭菜择洗干净，切末。

2　鸡蛋碎、韭菜末、姜末放入盆中，加盐、香油拌匀，调成馅。

3　荞麦粉、面粉放入盆内，用温水和成软硬适中的面团，下剂，擀成饺子皮，包入馅，收边捏紧，做成饺子生坯，送入烧沸的蒸锅，中火蒸20 分钟即可。

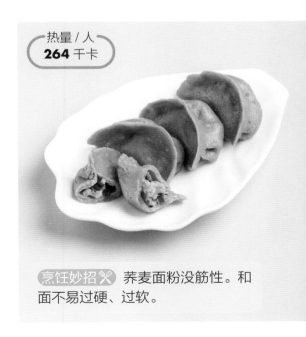

热量 / 人
264 千卡

烹饪妙招 荞麦面粉没筋性。和面不易过硬、过软。

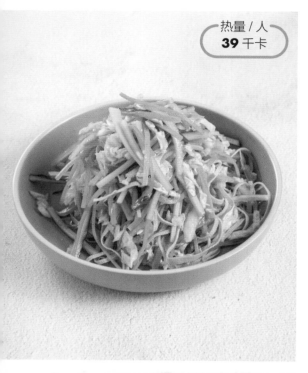

热量 / 人
39 千卡

凉拌四丝 凉菜

材料 黄瓜 100 克，豆腐丝、大白菜、胡萝卜各 40 克。

调料 盐、生抽、醋各适量，蒜末、香油各少许。

做法

1 黄瓜、大白菜、胡萝卜洗净，切丝。

2 胡萝卜丝、大白菜丝焯熟。

3 将所有食材放盘中，加生抽、醋、盐、蒜末拌匀，淋上香油即可。

烹饪妙招 食材切细丝后焯水时间不宜过长。

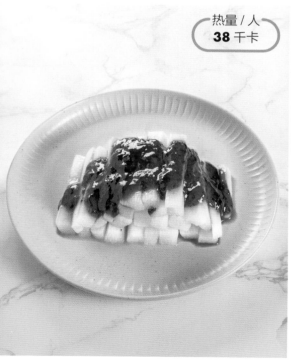

热量 / 人
38 千卡

蓝莓山药 凉菜

材料 山药 200 克。

调料 蓝莓酱适量。

做法

1 山药洗净，去皮，切长条，放入沸水中煮熟，捞出凉凉。

2 将山药条摆在盘中，淋上蓝莓酱即可。

烹饪妙招 山药接触空气会氧化，所以去皮后的山药可泡在加了少许白醋的水中，以免表面氧化变黑。

木耳炒金针菇 (热菜)

材料　金针菇50克，水发木耳100克。

调料　葱末、姜丝各5克，盐1克，高汤适量。

做法

1 金针菇洗净，去根；木耳洗净，撕小朵。

2 锅内倒油烧热，爆香葱末、姜丝，放木耳翻炒，下金针菇、盐、高汤翻炒至熟即可。

(烹饪妙招) 金针菇洗干净后要挤干水分，以防炒的时候水太多。

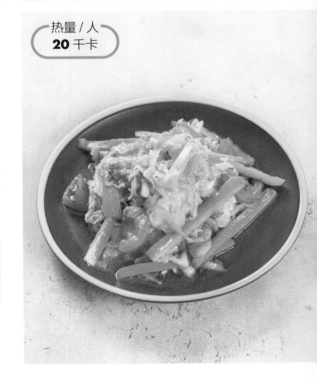

热量 / 人
14 千卡

圆白菜炒番茄 (热菜)

材料　圆白菜150克，番茄100克，柿子椒50克。

调料　蒜片少许，盐、醋各适量。

做法

1 圆白菜、番茄、柿子椒洗净，圆白菜切丝、番茄切块、柿子椒切条。

2 锅热放油，放入蒜片炒香，再放入圆白菜丝、番茄块、柿子椒条翻炒至熟，加盐、醋调味即可。

(烹饪妙招) 食材入锅后，炒制时间不宜过长，以保持食材的清脆口感。

热量 / 人
20 千卡

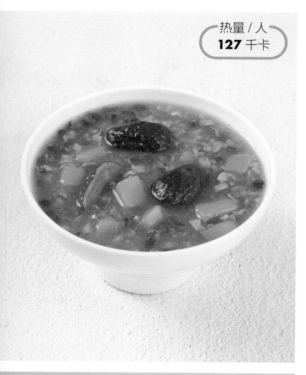

热量/人
127 千卡

南瓜红米粥 粥膳

材料 红米 50 克，南瓜块 100 克，红枣 20 克，红豆 40 克。

做法

1 红米、红豆洗净后用水浸泡 4 小时；红枣洗净，去核。

2 锅内加适量清水烧开，加入红米、红豆大火煮开后转小火煮 40 分钟，加红枣、南瓜块煮至米烂豆软即可。

烹饪妙招 买南瓜时尽量要选老南瓜，切面颜色越黄的味道越香甜。

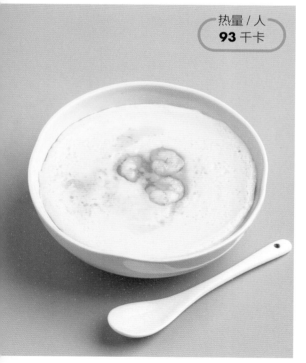

热量/人
93 千卡

牛奶蒸蛋羹 汤羹

材料 鸡蛋 2 个（约 100 克），虾仁 10 克，鲜牛奶 200 克。

调料 盐、香油各适量。

做法

1 鸡蛋打入碗中，加鲜牛奶搅匀，再放盐搅匀；虾仁洗净。

2 鸡蛋液入蒸锅，大火蒸约 2 分钟，此时蛋羹已略成形，将虾仁摆放在表面，改中火再蒸 5 分钟，出锅后淋上香油即可。

烹饪妙招 蛋液过滤之后再蒸会更加细腻。

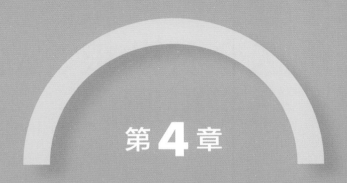

第**4**章

给全家人的午餐：
精致多样，
稳血压、控血脂

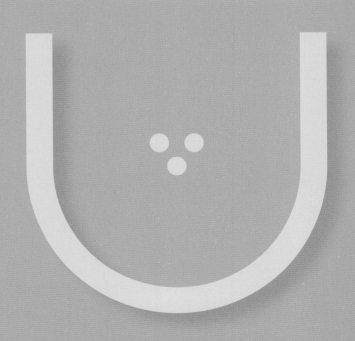

全家午餐：稳血压、控血脂，优选全谷杂粮、高钾蔬果，适量低脂肉

优质午餐，避免单一

健康的午餐应以五谷为主，搭配大量蔬菜、适量水果和肉蛋鱼类食物。营养午餐讲究"123"的比例，即食物分量的分配为 1/6 是肉、鱼、蛋类，2/6 是蔬菜，3/6 是主食。

每天做午饭时，可加入一把糙米、燕麦、小米、黑米、红豆、红薯或芋头等其他谷薯类、豆类，也可加入橙色的胡萝卜、南瓜等食材，这样粗细搭配，不仅膳食纤维、矿物质等营养素丰富，还有降低餐后血糖和血脂、减少心脏病发作和脑卒中风险等作用。

专家答疑 家庭控血压高频问题

午餐时如何摄入肉类，有助于控血压？

午餐中肉、蛋都可以有，但高血压患者最好选择低脂肪肉类，如鱼肉、鸡肉、牛瘦肉、猪瘦肉等，远离五花肉，以及熏肉、腊肉、油浸沙丁鱼等高脂肪肉类。

选择含钾丰富的蔬果帮助排钠

钠是造成血压升高的一个重要因素，增加富钾食物的摄入有助于促进体内钠的排出。钾本身就是人体必需的一种矿物质，在人体内有扩张血管、降低血管阻力的作用，可以抵抗钠的升血压作用。

因此，建议高血压患者中午食用蔬果时，多选择菠菜、香菇、冬瓜、木耳、洋葱、苦瓜、扁豆、黄瓜、南瓜、苋菜、豆芽、香蕉、柠檬、葡萄、梨等高钾低钠的品种。

中青年人怎样吃午餐

中青年人控压午餐好搭档

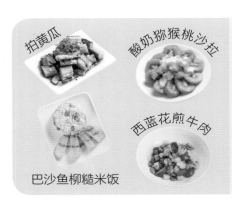

拍黄瓜
酸奶猕猴桃沙拉
西蓝花煎牛肉
巴沙鱼柳糙米饭

营养师支招

糙米含膳食纤维、B族维生素，能促进肠道蠕动，并有助于控血压；黄瓜含钾丰富，有较好的利尿排钠作用，可控血压；西蓝花富含维生素C和叶绿素，可抗氧化、保护血管，与牛肉一起食用，荤素搭配，营养更全面；猕猴桃含钾丰富，有利于排钠控压。

中青年人精选午餐食谱推荐

荞麦担担面 主食

材料 面粉、绿豆芽各150克，荞麦粉90克，鸡胸肉60克。

调料 花椒粉、香油、蒜末、葱花各适量，生抽、盐各2克。

做法

1 荞麦粉和面粉混合，加入适量清水揉成面团，用面条机压成面条。

2 鸡胸肉洗净，煮熟，切小丁；绿豆芽洗净，入沸水焯烫，捞出。

3 碗中放入生抽、花椒粉、香油、蒜末、葱花、盐，调成味汁。

4 荞麦面条放入开水中煮熟，捞出放碗中，加入鸡胸肉丁、绿豆芽，调入味汁即可。

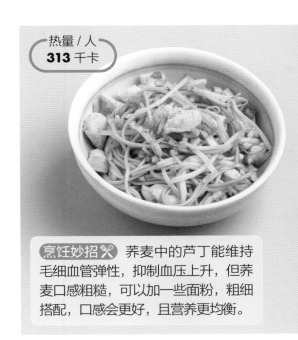

热量/人 313千卡

烹饪妙招 荞麦中的芦丁能维持毛细血管弹性，抑制血压上升，但荞麦口感粗糙，可以加一些面粉，粗细搭配，口感会更好，且营养更均衡。

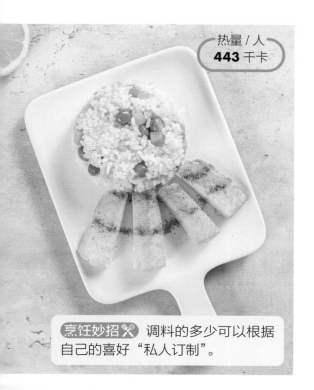

热量／人
443 千卡

烹饪妙招 调料的多少可以根据自己的喜好"私人订制"。

巴沙鱼柳糙米饭 （主食）

材料 大米、糙米、巴沙鱼柳、玉米粒各 150 克，豌豆、胡萝卜各 30 克。

调料 盐 1 克，生抽、橄榄油各 3 克，料酒、黑胡椒粉各适量。

做法

1. 大米、糙米洗净，清水浸泡 1 小时；胡萝卜洗净，切丁；巴沙鱼柳室温解冻，切成宽 2 厘米的条。
2. 切好的巴沙鱼柳条放入碗中，加料酒、盐腌制 20 分钟。
3. 大米、糙米与玉米粒、豌豆、胡萝卜丁一并放入锅中，加入比正常米饭略少的水，煮熟摆盘。
4. 起锅刷油，将腌制好的巴沙鱼柳条放入锅中，煎至两面金黄，盛出摆盘，最后撒上黑胡椒粉即可。

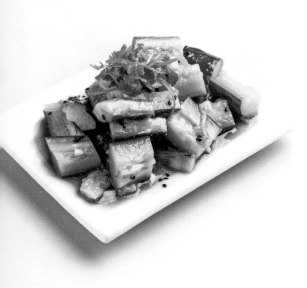

热量／人
25 千卡

拍黄瓜 （凉菜）

材料 黄瓜 300 克，熟黑芝麻 5 克。

调料 盐 1 克，蒜末、醋、香菜末各适量，香油 2 克。

做法

1. 黄瓜洗净，用刀拍至微碎，切块。
2. 将黄瓜块放在盘中，加盐、蒜末、醋、香菜末和香油拌匀，撒上熟黑芝麻即可。

烹饪妙招 凉拌时最好用刀背将黄瓜拍扁，但不要拍得太碎，以免造成营养成分的流失。大蒜和醋都有助于减盐、控血糖，凉拌时适量加一些，还有利于杀菌解毒。

酸奶猕猴桃沙拉 （凉菜）

材料 猕猴桃 200 克，芒果、原味酸奶各 100 克。

做法

1 猕猴桃去皮，切片；芒果去皮除核，切丁备用。

2 猕猴桃片摆盘，中间放芒果丁，最后浇上酸奶即可。

烹饪妙招 ✂ 酸奶里面含有乳酸，热量比一般沙拉酱低，用酸奶替代沙拉酱，有助于降血脂。

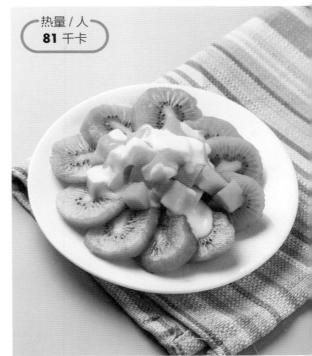

热量 / 人
81 千卡

西蓝花煎牛肉 （热菜）

材料 牛肉、西蓝花各 150 克，土豆 60 克，圣女果 45 克。

调料 盐、黑胡椒粉各 3 克，橄榄油适量。

做法

1 牛肉洗净，切小块；西蓝花洗净，掰成小朵，煮至断生；土豆洗净，去皮，切小块，煮熟；圣女果洗净，切块备用。

2 平底锅内刷上橄榄油，放入牛肉块煎熟，依次放入西蓝花、土豆块、圣女果块，稍微煎一下，撒上黑胡椒粉和盐调味，装盘即可。

烹饪妙招 ✂ 将牛肉放在冰箱冷藏室静置一晚，能使其更快入味，并且在煎的过程中不容易开裂。

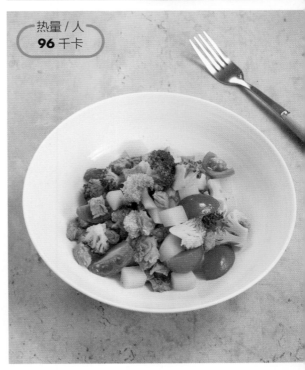

热量 / 人
96 千卡

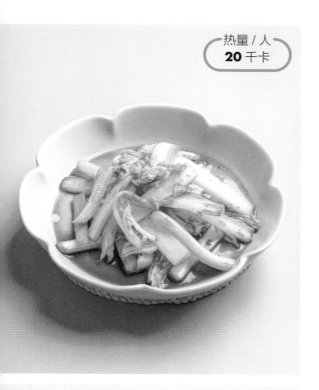

热量 / 人
20 千卡

醋熘白菜 （热菜）

材料 白菜 300 克。

调料 醋、盐、葱花、花椒各适量。

做法

1 白菜洗净，切段。

2 锅内倒油烧热，下花椒、葱花炸至表面变黑，捞出，放白菜段翻炒至熟，出锅前加醋、盐调味即可。

 烹饪妙招 炒白菜时放点醋，有助于其中钙、铁元素的吸收。

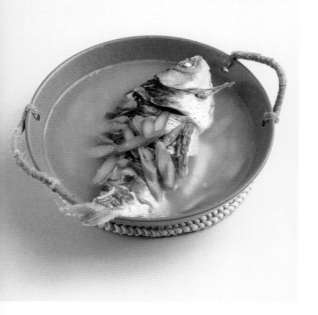

热量 / 人
129 千卡

芦笋鲫鱼汤 （汤羹）

材料 鲫鱼 1 条（约 350 克），芦笋 50 克。

调料 盐、料酒、香油各适量。

做法

1 鲫鱼去鳞及内脏，洗净，打花刀，用料酒略腌；芦笋洗净，切斜片。

2 鲫鱼、芦笋片放入锅内，加入适量清水，以大火烧开，撇净浮沫，改用小火慢煮至鲫鱼、芦笋熟，出锅前加适量盐、香油调味即可。

烹饪妙招 小火慢炖，将汤汁熬成奶白色，营养更丰富。

一般老年人怎样吃午餐

一般老年人控压午餐好搭档

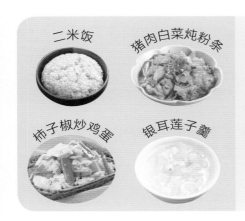

二米饭　猪肉白菜炖粉条　柿子椒炒鸡蛋　银耳莲子羹

营养师支招

二米饭，粗粮和细粮搭配，既有饱腹感，又有助于控血压；柿子椒低热量、低脂肪、高膳食纤维，有利于养护血管；猪肉含有丰富的铁，搭配富含维生素 C 和膳食纤维的大白菜，有助于铁吸收和胃肠道蠕动，通便又控压；银耳搭配莲子，可以润燥、清心火，养护血管。

一般老年人精选午餐食谱推荐

二米饭 （主食）

材料　大米 300 克，小米 75 克。

做法

1 大米、小米混合淘洗干净，用水浸泡 20 分钟。

2 在电饭锅中加入适量清水，放入大米和小米，按下"蒸饭"键，跳键后即可。

烹饪妙招 做米饭时加一把小米，可降低 GI 值，小米中的维生素 B_1 可以参与糖类与脂肪的代谢，帮助葡萄糖转化为热量，且富含膳食纤维，有助于控血糖。

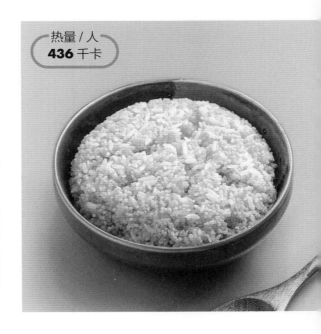

热量 / 人
436 千卡

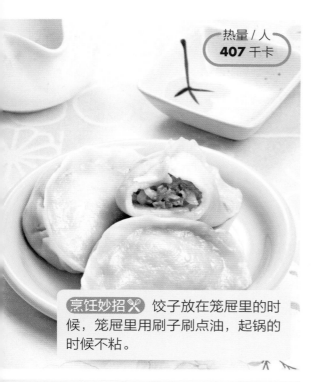

白萝卜羊肉蒸饺 （主食）

材料 面粉 300 克，白萝卜、羊肉各 100 克。

调料 葱末 10 克，花椒粉 5 克，盐 2 克，生抽 3 克，胡椒粉少许，香油适量。

做法

1 将白萝卜洗净，擦丝，用开水烫过，凉凉后挤去水分；羊肉洗净，剁馅，加生抽、花椒粉、盐、胡椒粉搅拌成糊；羊肉糊中加白萝卜丝、葱末、香油拌匀即为馅料。

2 在面粉中加适量热水搅匀，揉成烫面面团；取烫面面团搓条，下剂子，擀成饺子皮；在饺子皮内包入馅料。

3 将饺子生坯放蒸笼中，大火蒸熟即可。

（烹饪妙招）饺子放在笼屉里的时候，笼屉里用刷子刷点油，起锅的时候不粘。

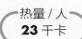
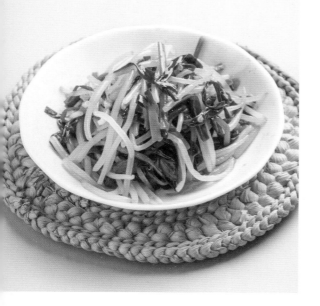

绿豆芽拌韭菜 （凉菜）

材料 绿豆芽 200 克，韭菜 150 克。

调料 姜末、生抽、醋、盐各适量。

做法

1 绿豆芽洗净掐头、掐尾；韭菜择洗干净，切成段。

2 将韭菜段、绿豆芽焯熟，捞出沥干，放入盐、姜末、生抽、醋拌匀即可。

（烹饪妙招）焯豆芽和韭菜时，水开后再放入，烫 1~2 分钟立即捞出，可使这道菜保留住口感上的脆爽。

蒸三素 （热菜）

材料 鲜香菇、胡萝卜、白菜各100克。
调料 盐2克，水淀粉适量，香油3克。
做法

1 鲜香菇、白菜、胡萝卜分别洗净，切丝。
2 取小碗，抹油，放香菇丝、胡萝卜丝、白菜丝蒸10分钟，倒扣入盘。
3 锅内倒少许水烧开，加盐、香油调味，淋水淀粉勾芡，将芡汁浇在菜上即可。

烹饪妙招 蒸制此菜，最后放盐可以减少钠盐的摄入量。

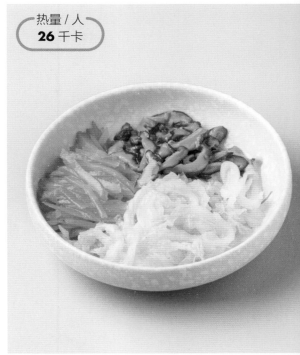

热量/人
26 千卡

柿子椒炒鸡蛋 （热菜）

材料 新鲜柿子椒300克，鸡蛋2个（约100克）。
调料 盐、香醋、葱花各适量。
做法

1 柿子椒洗净，切丝；鸡蛋磕入碗中打散。
2 锅内放油，烧热，将蛋液倒入，炒好倒出。
3 锅内油烧热，放入葱花炝锅，然后放入柿子椒丝和盐炒几下，柿子椒丝未变色时，加入炒好的鸡蛋翻炒均匀，用醋烹一下即可。

烹饪妙招 炒鸡蛋的时候要掌握好火候，避免鸡蛋炒得太老。

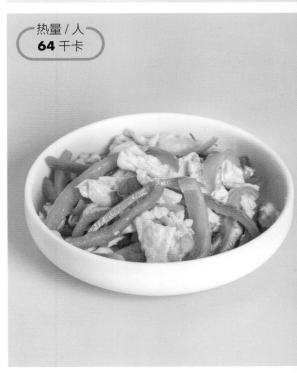

热量/人
64 千卡

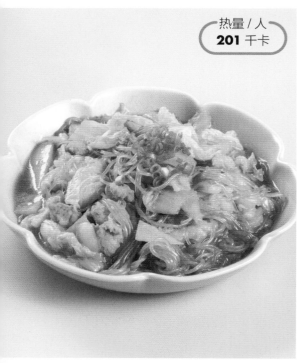

热量 / 人
201 千卡

猪肉白菜炖粉条 （热菜）

材料 猪瘦肉 150 克，粉条 100 克，
大白菜 300 克。

调料 葱花、姜末、蒜末各 10 克，生
抽 5 克，盐 2 克。

做法

1 猪瘦肉洗净，切小块；大白菜洗净，
切条；粉条冲洗，泡软。

2 锅内倒油烧热，炒香姜末、蒜末，
放入猪瘦肉块煸炒，再放入大白菜
条炒软，加生抽、适量清水烧开，
放入粉条煮熟，加盐调味，撒葱
花即可。

烹饪妙招 水一定要多放些，粉
条很吸水，放少了容易粘锅。

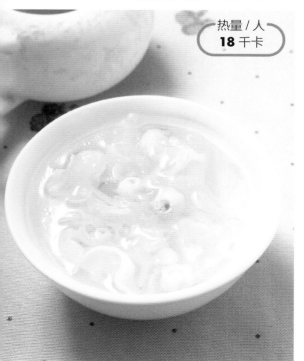

热量 / 人
18 千卡

银耳莲子羹 （汤羹）

材料 新鲜莲子 20 克，干银耳 10 克。
调料 冰糖适量。

做法

1 将新鲜莲子去心取肉，洗净；银耳
泡发，洗净备用。

2 足量清水下锅，同时放入莲子肉，
大火烧开 3 分钟后，转小火煲 25
分钟，加入银耳，小火煲 30 分钟
关火，最后加冰糖调匀即可。

烹饪妙招 水开后要转小火慢慢
炖，这样汤羹才会香甜软烂。

高龄老年人怎样吃午餐

高龄老年人控压午餐好搭档

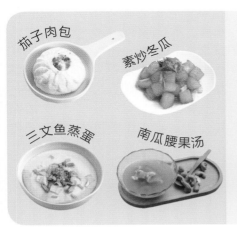

茄子肉包

素炒冬瓜

三文鱼蒸蛋

南瓜腰果汤

营养师支招

茄子富含芦丁，能增强微血管韧性和弹性，减小血管阻力，保证血液流通顺畅，避免血管破裂，从而控血压；冬瓜可以清热利尿，促进钠代谢，稳控血压；三文鱼含有较多的 ω-3 脂肪酸，有助于控血压、防止血栓；南瓜搭配腰果，可以排钠控压、养护血管。

高龄老年人精选午餐食谱推荐

糊塌子 （主食）

材料　面粉 200 克，鸡蛋 2 个（约 100 克），西葫芦 300 克，虾仁 10 克。

调料　盐 1 克。

做法

1　西葫芦洗净，擦成细丝；虾仁用温水泡 10 分钟，取出。

2　取盆加入面粉、适量水，边倒水边搅动，磕入鸡蛋，加虾仁、盐搅匀，最后放入西葫芦丝搅匀成面糊。

3　不粘锅加油烧热，加入一勺面糊，转动锅使面糊呈圆饼状，加盖煎 2 分钟，翻面后再煎至金黄即可。

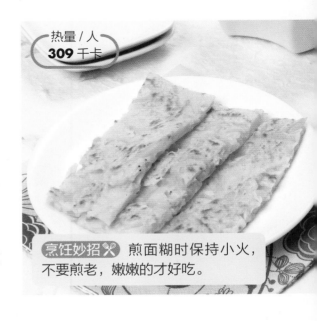

热量/人
309 千卡

烹饪妙招 煎面糊时保持小火，不要煎老，嫩嫩的才好吃。

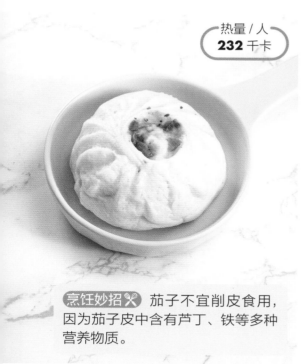

热量/人
232 千卡

烹饪妙招 🍴 茄子不宜削皮食用，因为茄子皮中含有芦丁、铁等多种营养物质。

茄子肉包 （主食）

材料 面粉、茄子各 150 克，猪肉 75 克，酵母粉 3 克。

调料 葱花、姜末、盐各少许。

做法

1 茄子洗净，去皮，切小丁，放少许盐略腌，挤出多余的水，放葱花、姜末、盐调成包子馅。

2 酵母粉用温水化开；将面粉放入和面盆中，倒入酵母水，搅成絮状，再和成光滑的面团，醒发至原来的 2 倍大。

3 发好的面再次揉成面团，切成小剂子，按扁，擀成包子皮，放上馅，包成包子生坯。

4 蒸锅中水烧开，包子生坯上锅蒸 15 分钟即可。

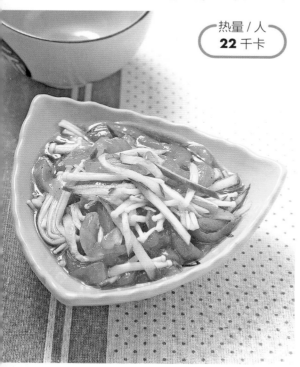

热量/人
22 千卡

凉拌魔芋 （凉菜）

材料 魔芋豆腐 200 克，黄瓜、金针菇各 100 克。

调料 酱油、醋各适量，盐 2 克，香油 3 克。

做法

1 魔芋豆腐冲洗一下，切丝；金针菇洗净，与魔芋丝一起放入沸水中焯一下，捞出；黄瓜洗净，切丝。

2 魔芋丝、金针菇和黄瓜丝全部放入碗中，加酱油、香油、盐、醋搅拌均匀即可。

烹饪妙招 🍴 魔芋不易入味，可加些香油来调味，最后放盐，这样可减少盐的摄入量。

素炒冬瓜 （热菜）

材料 冬瓜 300 克。

调料 葱段、酱油各 4 克，醋 3 克，香菜段适量。

做法

1 冬瓜洗净，去皮除子，切小块。

2 锅内倒油烧至六成热，下入葱段爆香，放入冬瓜块翻炒至半透明时，调入酱油，加入没过冬瓜的清水，煮至冬瓜变透明时，加醋调味，撒上香菜段即可。

（烹饪妙招） 此菜用酱油、醋和香菜提味，不必再加盐。

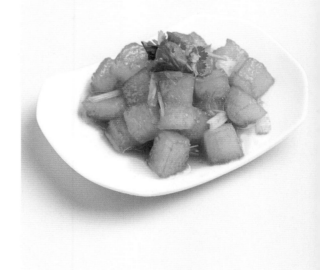

热量 / 人
10 千卡

茼蒿烧豆腐 （热菜）

材料 茼蒿 200 克，豆腐 400 克。

调料 葱花 5 克，盐、水淀粉各适量。

做法

1 茼蒿择洗干净，切末；豆腐洗净，切丁。

2 锅置火上，倒入植物油烧至七成热，放葱花炒香，放入豆腐丁翻炒均匀。

3 锅中加适量清水，烧沸后转小火，倒入茼蒿末翻炒 2 分钟，用盐调味，用水淀粉勾芡即可。

（烹饪妙招） 茼蒿中含具有特殊香味的挥发油，遇热易挥发，烹调时应大火快炒，以保留更多营养。

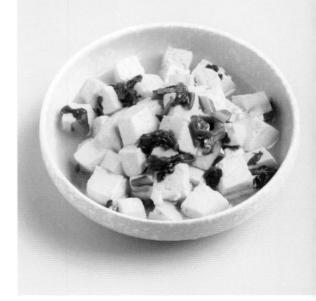

热量 / 人
128 千卡

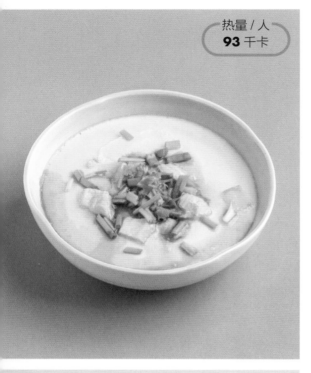

热量 / 人
93 千卡

三文鱼蒸蛋 （热菜）

材料 三文鱼 100 克，鸡蛋 2 个（约 100 克）。

调料 酱油 5 克，葱末、香菜末各少许。

做法

1 鸡蛋磕入碗中，加入适量清水打散；三文鱼洗净，切粒，倒入蛋液中，搅匀。

2 蛋液放入蒸锅隔水蒸熟，取出，撒上葱末、香菜末，淋入酱油即可。

烹饪妙招 三文鱼只要烹至八成熟即可，这样既味道鲜美，又可去除腥味。如果加热时间过长，肉质会变得干硬。

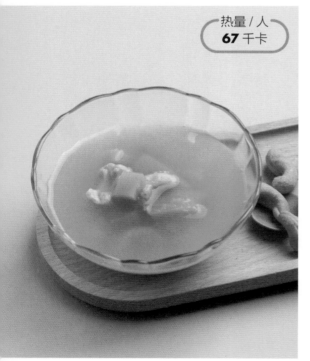

热量 / 人
67 千卡

南瓜腰果汤 （汤羹）

材料 腰果 30 克，南瓜 150 克。

调料 盐适量。

做法

1 南瓜洗净，去皮后切成小块备用。

2 锅内倒水置于火上，倒入腰果，等水煮沸后倒入南瓜块，水再次沸腾时转小火煮 10～15 分钟，煮至南瓜变软烂，加盐即可。

烹饪妙招 选择老一点的南瓜烹制此汤，更甜糯可口。

肥胖者怎样吃午餐

肥胖者控压午餐好搭档

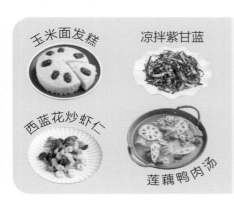

玉米面发糕　　凉拌紫甘蓝

西蓝花炒虾仁

莲藕鸭肉汤

营养师支招

玉米含钾、膳食纤维较高，有助于控血压；紫甘蓝中含钾丰富，有利于排钠控压；西蓝花搭配虾仁，可以补充维生素C、叶绿素、钙、镁、蛋白质，有助于保护血管、调控血压；鸭肉富含蛋白质，莲藕富含糖类，二者在营养上互补。

肥胖者精选午餐食谱推荐

红豆薏米糙米饭　主食

材料　糙米 80 克，薏米、红豆各 40 克。

做法

1 薏米、糙米、红豆分别淘洗干净，用清水浸泡 2~3 小时。

2 把薏米、红豆和糙米一起倒入电饭锅中，倒入没过米面 2 个指腹的水，盖上锅盖，按下"蒸饭"键，蒸至电饭锅提示米饭蒸好即可。

烹饪妙招 糙米口感较粗，质地紧密，因此在煮前将糙米用冷水浸泡一夜，能更好地促进营养吸收，减轻肠胃负担。

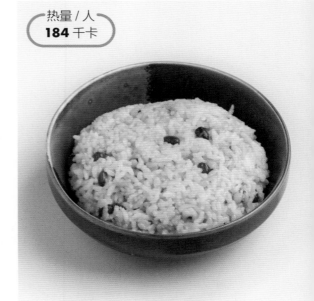

热量/人
184 千卡

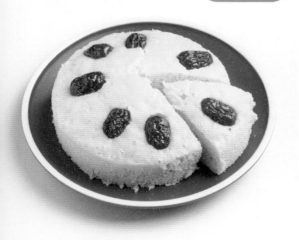

热量 / 人
452 千卡

玉米面发糕 （主食）

材料 面粉 250 克，玉米面 100 克，
无核红枣 30 克，酵母粉 4 克。

调料 白糖 3 克。

做法

1 将玉米面放入容器中，一边倒入开
水，一边用筷子搅拌至均匀；酵母
粉用水化开。

2 在搅好的玉米面糊中加入面粉，边
放水边搅拌成黏稠的面糊，再放入
酵母水和白糖拌匀；盖上保鲜膜，
放在温暖的地方醒发至 2 倍大。

3 醒发后的面糊倒入刷好油的模具上，
摆好红枣，放在蒸锅上大火烧开，
转中火蒸 25 分钟即可。

4 将蒸熟的发糕出锅，稍微冷却，用
刀切成块状即可食用。

（烹饪妙招）用酵母粉代替食用碱
发面，有助于控制钠的摄入量。

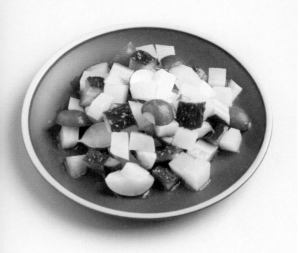

热量 / 人
53 千卡

土豆沙拉 （凉菜）

材料 土豆 150 克，小水萝卜、黄瓜
各 100 克。

调料 橄榄油 5 克，醋、白胡椒粉各
适量，盐 1 克。

做法

1 土豆洗净去皮，切小块，用清水浸
泡 5 分钟，沸水煮熟；小水萝卜和
黄瓜洗净，切块。

2 土豆块、小水萝卜块、黄瓜块一起
放入碗中，加橄榄油、醋、盐、胡
椒粉搅拌均匀即可。

（烹饪妙招）土豆煮熟后，要控干
水分后再拌，否则会影响口感。

凉拌紫甘蓝 (凉菜)

材料 紫甘蓝 200 克，洋葱 100 克。

调料 蒜末 6 克，盐 2 克，花椒油、胡椒粉各 1 克。

做法

1 紫甘蓝洗净，切丝；洋葱去老皮，洗净，切丝。

2 把紫甘蓝丝和洋葱丝放入盘中；蒜末、胡椒粉、盐、花椒油搅拌均匀制成调味汁，均匀地浇在切好的菜丝上，拌匀即可。

(烹饪妙招✗) 凉拌时加入柠檬汁或醋之类的调味品更有利于营养吸收。

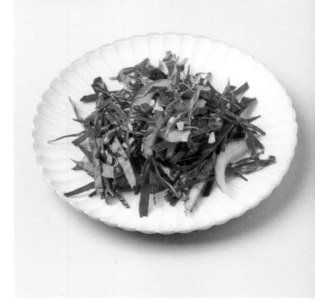

热量 / 人
30 千卡

蚝油香菇笋 (热菜)

材料 鲜香菇 200 克，春笋、西蓝花各 100 克。

调料 蚝油 5 克，香油 2 克。

做法

1 鲜香菇洗净，对半切开，焯水后沥干、切块；春笋洗净，去皮，切滚刀块；西蓝花洗净，掰小朵。

2 锅内倒水烧开，分别放入春笋块和西蓝花焯烫，捞出沥干备用。

3 锅内倒油烧至七成热，放入鲜香菇块、西蓝花和春笋块翻炒，倒蚝油、香油炒匀即可。

(烹饪妙招✗) 这道菜加入蚝油提鲜，就可以不放盐。

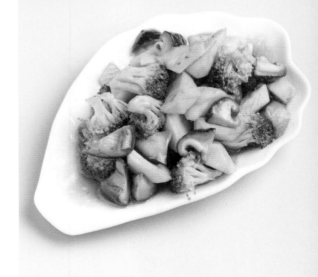

热量 / 人
35 千卡

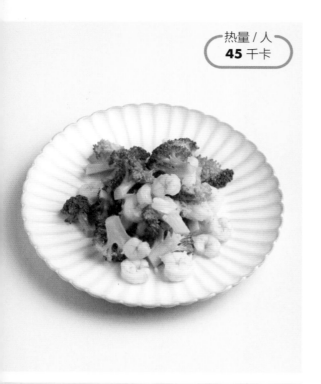

热量 / 人
45 千卡

西蓝花炒虾仁 (热菜)

材料 西蓝花 150 克，虾仁 100 克。
调料 蒜末、料酒各适量，盐 2 克。
做法

1 西蓝花洗净，掰成小朵，放入加了盐的沸水中焯烫，捞出沥水；虾仁洗净。

2 锅内倒植物油烧热，放入蒜末炒香，加虾仁，中火拌炒，待虾仁变色后，淋上少许料酒，放入西蓝花，用大火迅速爆炒，加盐调味即可。

> 烹饪妙招 ✖ 西蓝花和虾仁、牛肉、菜花、木耳等肉类或蔬菜一起炒食，不仅营养丰富，而且很美味。

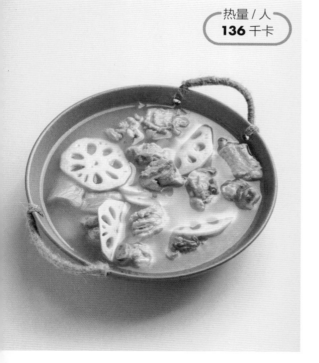

热量 / 人
136 千卡

莲藕鸭肉汤 (汤羹)

材料 鸭肉 150 克，莲藕 100 克。
调料 姜片、葱段各适量，盐 2 克。
做法

1 鸭肉洗净，斩小块，焯一下；莲藕洗净，去皮，切片。

2 锅置火上，倒入适量清水，放入鸭块、莲藕片、姜片、葱段，大火烧开，转小火煲 2 小时，撇去浮油，加盐调味即可。

> 烹饪妙招 ✖ 选用去皮及皮下脂肪的鸭肉与莲藕搭配，更适合高血压患者。

第 **5** 章

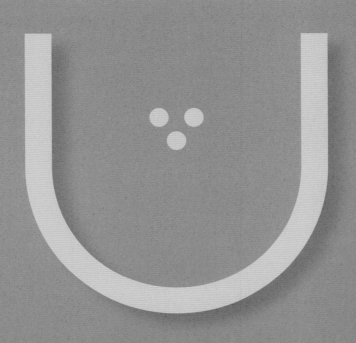

给全家人的晚餐：
清淡适量，
提防夜间高血压

全家晚餐：少主食和肉类，多新鲜蔬菜，谨防夜间血压升高

晚餐原则：宜简不宜丰，清淡易消化

控血压晚餐的饮食原则是清淡、少盐，尽量减少油脂的摄入。保持晚餐清淡，能够预防夜间高血压的发生。

晚餐可选择凉拌菜或生拌菜

晚餐可以选择凉拌菜或者生拌菜。适合凉拌、生拌的菜往往气味清新，口感清脆，加少量调味料调拌后，不仅清淡、少盐，降低了油脂的摄入，而且营养丰富。

专家答疑 家庭控血压高频问题

**什么是夜间高血压？
夜间高血压有哪些危害？**

2013 年欧洲高血压学会 / 欧洲心脏病学会高血压管理指南指出，夜间（或睡眠）收缩压≥120mmHg 或舒张压≥70mmHg，可以认定为"夜间高血压"。研究发现，夜间高血压对重要器官和心血管疾病的影响，更甚于普通高血压，因此应更加重视。

晚餐少进食主食与肉类

主食是人体热量的主要来源，人们晚餐后通常进入休息状态，热量消耗较少，因此晚餐要少进食主食。另外，晚餐进食总量也要少。晚餐过多进食肉类，会增加肠胃负担，影响睡眠，尤其是富含饱和脂肪酸的肉类，会促进体内胆固醇的合成，使大量血胆固醇沉积在血管壁上引起动脉粥样硬化。

中青年人怎样吃晚餐

中青年人控压晚餐好搭档

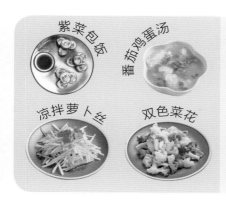

紫菜包饭
番茄鸡蛋汤
凉拌萝卜丝
双色菜花

营养师支招

紫菜含有的牛磺酸可促进胆固醇分解，并且富含钾、镁，与多种蔬菜搭配，营养更全面；白萝卜中的维生素C和锌有助于保护血管；西蓝花和菜花中的类黄酮有助于清除血管上沉积的胆固醇，防止血小板凝集，降低血液中胆固醇的含量，对控血压有利；鸡蛋营养全面，富含蛋白质、维生素、矿物质。

中青年人精选晚餐食谱推荐

紫菜包饭 （主食）

材料　熟米饭150克，黄瓜、胡萝卜各75克，鸡蛋3个（约150克），紫菜、熟白芝麻各15克。

调料　盐2克，香油、醋、白糖适量。

做法

1. 熟米饭加盐、熟白芝麻和香油搅拌均匀；鸡蛋打散，煎成蛋皮，切条；黄瓜洗净，切条；胡萝卜洗净，切条。

2. 将醋、白糖、盐用开水煮开，凉凉，即寿司醋。

3. 取一张紫菜铺好，放上米饭，用手铺平，放上蛋皮条、黄瓜条、胡萝卜条卷紧，切成1.5厘米长的段，食用时蘸寿司醋即可。

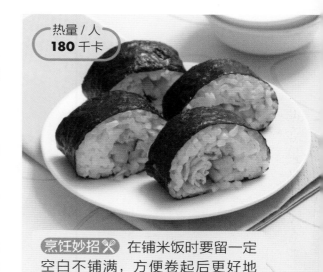

热量/人 180 千卡

烹饪妙招 在铺米饭时要留一定空白不铺满，方便卷起后更好地黏合。

凉拌油菜 (凉菜)

材料 油菜 350 克。

调料 盐 2 克，醋、花椒各 5 克。

做法

1 油菜放入淡盐水中浸泡 5 分钟，择洗干净，焯熟。

2 锅内倒油烧热，放入花椒炸香，捞出，取花椒油。

3 将油菜放盘中，放入盐、醋拌匀，滴上花椒油即可。

烹饪妙招 ✂ 做凉拌菜时，可以先用油把花椒炸香，用花椒油凉拌，口感更丰富，控压效果也很好。

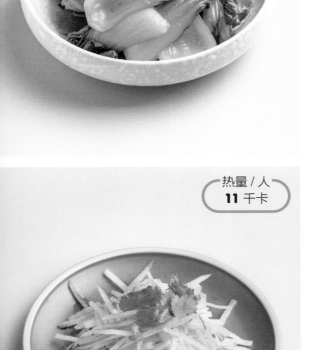

凉拌萝卜丝 (凉菜)

材料 白萝卜 200 克。

调料 醋、花椒、香菜段、白糖各适量，盐 1 克。

做法

1 白萝卜洗净，切丝。

2 锅置火上，倒入适量植物油，待油温烧至五成热，放入花椒炸出香味，拣出花椒，制成花椒油；取小碗，加醋、盐、白糖，淋入花椒油拌匀，制成调味汁。

3 取盘，放入白萝卜丝和香菜段，淋入调味汁拌匀即可。

烹饪妙招 ✂ 白萝卜顶部 3~5 厘米处维生素 C 含量最多，烹饪宜切丝、条，快速烹调，以防止维生素 C 被大量破坏。

双色菜花 （热菜）

材料 西蓝花、菜花各200克。

调料 蒜片、盐各适量。

做法

1 西蓝花和菜花洗净，掰成小朵，放入开水锅中焯水，捞出过凉备用。

2 锅中放油烧热，加蒜片爆香，放入焯好的西蓝花和菜花，加盐，翻炒均匀即可。

（烹饪妙招）菜花切碎后与水的直接接触面积增大，会使其中的水溶性维生素流失，因此先洗后切更有利于健康。

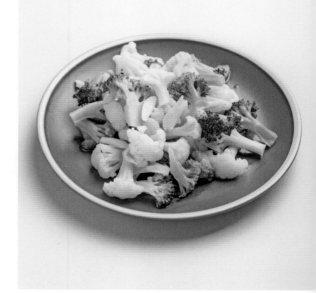

热量/人
31 千卡

炝炒芦笋 （热菜）

材料 芦笋300克。

调料 干辣椒、花椒各2克，蒜末、料酒各5克，盐3克。

做法

1 芦笋洗净，去老皮，焯烫，切段。

2 锅内倒油烧热，爆香花椒、蒜末、干辣椒，倒入芦笋段，加盐、料酒炒熟即可。

（烹饪妙招）焯芦笋的时间不宜过长，焯过应马上过凉，以免影响其脆嫩的口感。芦笋中含有丰富的叶酸，但叶酸遇热很容易被破坏，一定要注意避免长时间高温烹煮。

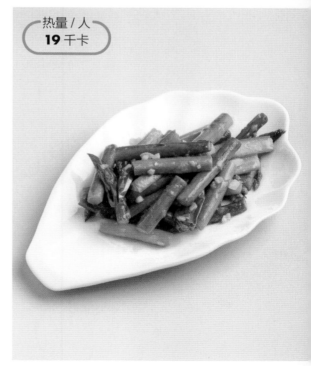

热量/人
19 千卡

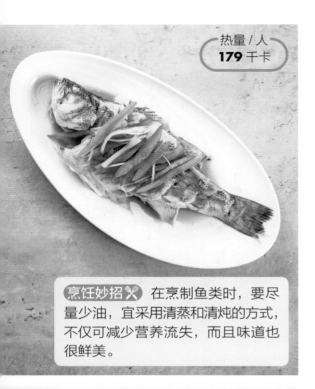

烹饪妙招 在烹制鱼类时，要尽量少油，宜采用清蒸和清炖的方式，不仅可减少营养流失，而且味道也很鲜美。

清蒸鲈鱼 （热菜）

材料 鲈鱼1条（500克），柿子椒、红彩椒各30克。

调料 葱丝、姜丝各15克，料酒、蒸鱼豉油各3克。

做法

1 鲈鱼处理干净，沥干，在鱼身两面各划几刀，用料酒涂抹鱼身，开口处夹上姜丝，鱼肚子里塞上姜丝，腌渍20分钟；柿子椒、红彩椒洗净，去蒂去子，切丝。

2 盘里铺姜丝、葱丝，摆放鲈鱼，水沸后蒸8分钟，取出。

3 倒去盘内蒸鱼汁，倒入蒸鱼豉油，摆上切好的柿子椒丝和红彩椒丝。

4 锅内倒油烧热，淋在鱼上即可。

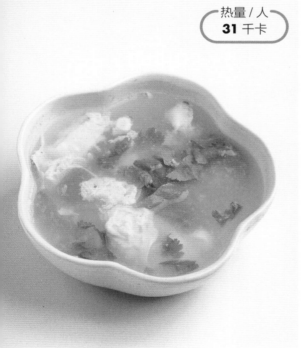

番茄鸡蛋汤 （汤羹）

材料 番茄150克，鸡蛋1个（约50克）。

调料 盐2克，香油1克，香菜段3克。

做法

1 鸡蛋磕入碗中，打散成蛋液；番茄洗净，去蒂，切小块。

2 锅置火上，加入清水大火煮沸，放入番茄块煮1分钟，淋入蛋液搅匀，下入香菜段，淋香油、加盐调味即可。

烹饪妙招 鸡蛋加几滴白醋，可以去腥。

一般老年人怎样吃晚餐

一般老年人控压晚餐好搭档

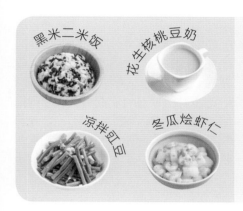

黑米二米饭

花生核桃豆奶

凉拌豇豆

冬瓜烩虾仁

营养师支招

黑米和大米一起蒸饭，粗细粮搭配，营养互补；豇豆富含膳食纤维、钾、钙等，有助于控血糖、稳血压；冬瓜烩虾仁含丙醇二酸、优质蛋白质、钙等，能控体重、稳血糖；牛奶含优质蛋白质和钙，核桃含有维生素 E、锌，二者一起食用对控血压有益处。

一般老年人精选晚餐食谱推荐

黑米二米饭 （主食）

材料 大米 200 克，黑米 60 克。

做法

1 黑米洗净，浸泡 2 小时；大米洗净，浸泡半小时。

2 黑米和大米一起放入电饭锅中，加入适量清水，按下"蒸饭"键，跳键即可。

烹饪妙招 由于黑米口感粗糙，可以在制作前浸泡一段时间。为了不让黑米中的色素流失，可以在浸泡前把黑米淘洗干净，然后用清水浸泡，浸泡后将黑米和水一起倒入锅中。

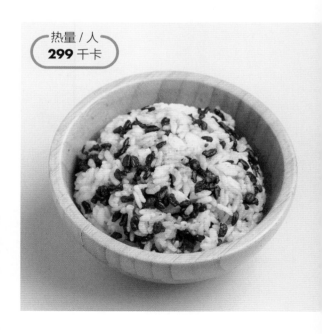

热量 / 人
299 千卡

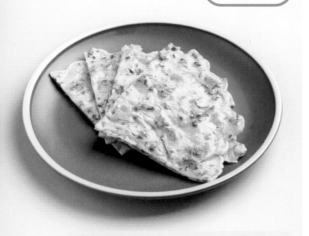

热量 / 人
152 千卡

圆白菜鸡蛋饼 （主食）

材料　圆白菜、中筋面粉各100克，
　　　熟牛肉30克，鸡蛋1个（约
　　　50克）。

调料　盐2克。

做法

1 圆白菜洗净，撕成小片；熟牛肉
切丁。

2 中筋面粉中加入鸡蛋液、圆白菜片、
熟牛肉丁、盐和适量水，搅拌成
糊状。

3 不粘锅中加入少许油烧至微热时，
倒入面糊，摊至薄厚均匀，待饼四
周微微翘起即煎另一面，一直煎到
两面金黄即可。

 圆白菜存放时间过
长，其中所含维生素C会被破
坏，所以最好现买现吃。

热量 / 人
38 千卡

蒜泥茄子 （凉菜）

材料　茄子300克，大蒜35克。

调料　盐2克，醋5克，香油适量。

做法

1 茄子洗净，对半切开；大蒜去皮，
切末。

2 将茄子蒸20分钟，取出，凉凉。

3 将蒜末放茄子上，加盐、醋调匀，
滴上香油即可。

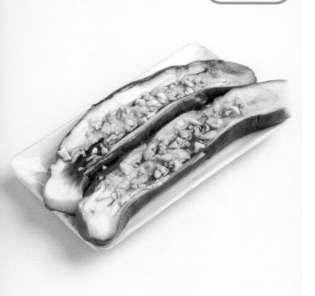

烹饪妙招 为避免芦丁等营养成
分的大量流失，食用茄子时以蒸食
为好。同时，还有助于预防高血压
并发症。

凉拌豇豆 （凉菜）

材料 豇豆 200 克。

调料 蒜末、醋各 10 克，盐 2 克，橄榄油 5 克。

做法

1 豇豆去头尾，洗净，入沸水中焯熟，捞出过凉，切段。

2 将豇豆段倒入盘中，加入蒜末、醋、盐、橄榄油，拌匀即可。

> **烹饪妙招** 用少量橄榄油来增加鲜味，可以减少盐的摄入量。

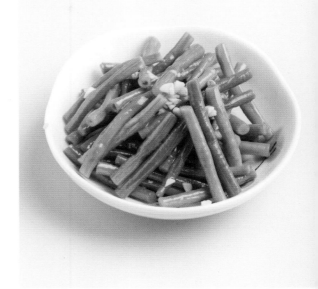

热量 / 人
21 千卡

三丝豆腐汤 （汤羹）

材料 白菜、豆腐各 100 克，胡萝卜 50 克，鲜香菇 20 克。

调料 葱花、盐、胡椒粉各适量。

做法

1 白菜、香菇分别洗净，切丝；胡萝卜洗净，去皮，切丝；豆腐洗净，切条，用淡盐水浸泡 5 分钟。

2 锅内倒油烧热，爆香葱花，放入白菜丝、胡萝卜丝、香菇丝翻炒片刻。加入适量清水，大火煮 5 分钟，放入豆腐条煮 2 分钟，加入盐、胡椒粉调味即可。

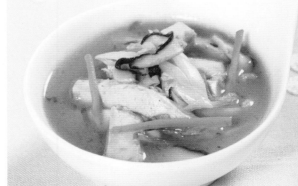

热量 / 人
42 千卡

> **烹饪妙招** 豆腐用温水浸泡可去除一些豆腥味，也能使豆腐的口感更好。白菜、香菇、胡萝卜炒制一下再烧汤，汤汁口感更好。

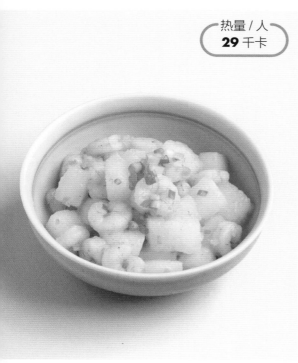

热量 / 人
29 千卡

冬瓜烩虾仁 热菜

材料　虾仁 60 克，冬瓜 300 克。

调料　葱花、花椒粉各适量，盐、香油各 2 克。

做法

1　虾仁洗净；冬瓜去皮、去瓤，洗净，切块。

2　炒锅倒入油烧至七成热，下葱花、花椒粉炒出香味，放入冬瓜块、虾仁和适量水烩熟，调入盐、香油即可。

烹饪妙招　注意火候。一次性添足水最好，中途不要再加水，保证冬瓜入味。

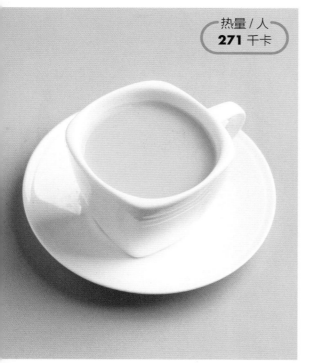

热量 / 人
271 千卡

花生核桃豆奶 饮品

材料　牛奶 500 克，黄豆、花生米、核桃仁各 30 克。

做法

1　黄豆用清水浸泡 8 ~ 12 小时，洗净；花生米去杂质，洗净；核桃仁洗净。

2　花生米、核桃仁和浸泡好的黄豆一同倒入全自动豆浆机中，加水至上下水位线之间，按下"豆浆"键，煮至豆浆机提示豆浆做好。待豆浆凉至温热，倒入牛奶，搅拌均匀即可。

烹饪妙招　磨好的豆浆可以不用过滤，连豆渣一起喝更有营养。

高龄老年人怎样吃晚餐

高龄老年人控压晚餐好搭档

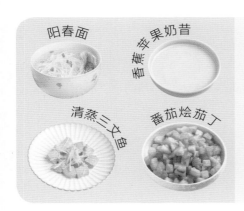

阳春面

香蕉苹果奶昔

清蒸三文鱼

番茄烩茄丁

营养师支招

油菜富含钾和膳食纤维，可利尿通便；番茄含钾丰富，可以利尿排钠，茄子富含芦丁，能增强血管弹性；三文鱼含有较多的 ω-3 脂肪酸，有助于控血压、调节血脂、预防血栓；香蕉搭配苹果，富含膳食纤维、维生素、钾、铁，有助于改善睡眠、控制血压。

高龄老年人精选晚餐食谱推荐

阳春面 （主食）

材料 龙须面 250 克，油菜心 30 克。
调料 盐 2 克，葱花 5 克，清汤适量，胡椒粉少许。

做法

1 油菜心洗净，放沸水中焯烫。
2 锅内加入清汤、适量清水大火烧开，放入龙须面煮熟，加入盐调味，放入油菜心，调入胡椒粉，撒葱花即可。

烹饪妙招 面条可以适当煮得软烂一些，有助于高龄老人咀嚼、消化。

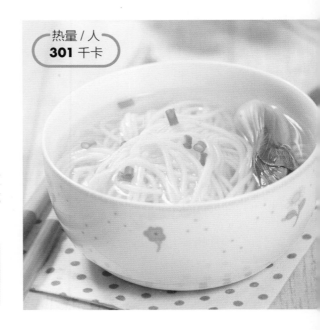

热量/人
301 千卡

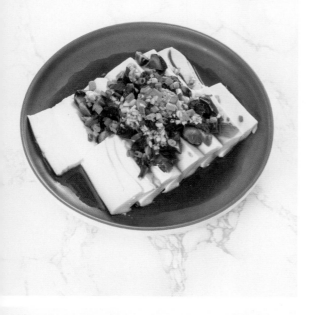

热量/人
113 千卡

皮蛋豆腐 （凉菜）

材料　豆腐 300 克，皮蛋 50 克。

调料　蒜泥、姜末、葱花各 3 克，香油、生抽、醋各 2 克。

做法

1　豆腐切块放入盘中；皮蛋切块备用。

2　将皮蛋块、生抽、醋、蒜泥、姜末、香油、葱花混匀，浇在豆腐块上即可。

烹饪妙招🍴 这道菜有香油、醋、葱花等提味，就不必再放盐。

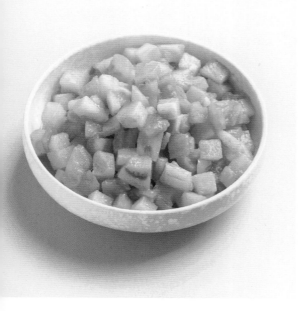

热量/人
31 千卡

番茄烩茄丁 （热菜）

材料　茄子 300 克，番茄 150 克。

调料　盐 3 克。

做法

1　茄子、番茄洗净，茄子去皮、切丁；番茄切丁。

2　锅置火上，倒入适量植物油烧至六成热，然后放入茄子丁和番茄丁炒熟，出锅前用盐调味即可。

烹饪妙招🍴 出锅前放盐，可以控制盐的摄入量。

蒜蓉蒸丝瓜 （热菜）

材料 丝瓜 300 克，蒜蓉 30 克。

调料 葱花、盐各 2 克。

做法

1 丝瓜洗净，削皮，切段，顶端中间挖浅坑。

2 锅中烧油，下蒜蓉煸炒，加盐炒香后盛出。

3 将炒好的蒜蓉放到丝瓜的浅坑里，把丝瓜盅放入盘中，开水下锅，隔水蒸 6 分钟后取出，撒上葱花即可。

烹饪妙招 蒜蓉一定要用油炒过，才不影响口感。

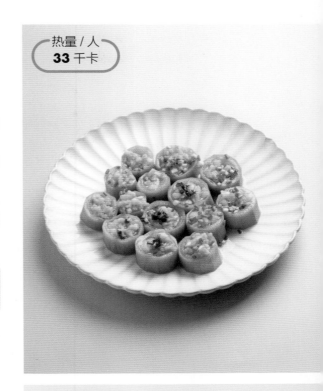

热量 / 人
33 千卡

清蒸三文鱼 （热菜）

材料 三文鱼肉 300 克。

调料 葱丝、姜丝、盐、香油、柠檬汁各适量。

做法

1 三文鱼肉洗净，切段，撒少许盐，加柠檬汁抓匀。

2 取盘，放入三文鱼段，再放上葱丝、姜丝、香油，送入蒸锅大火蒸 7 分钟即可。

烹饪妙招 三文鱼不宜蒸时间太久，避免其营养流失。

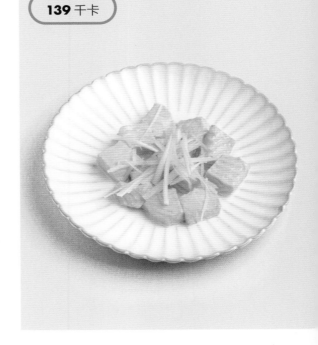

热量 / 人
139 千卡

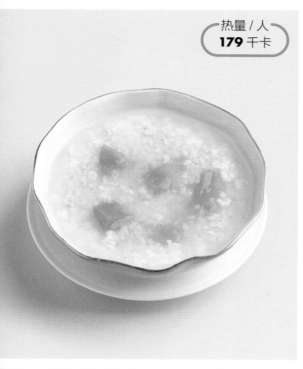

热量 / 人
179 千卡

麦片南瓜粥 （粥膳）

材料 南瓜、大米各100克，原味燕麦片50克。

做法

1 大米洗净，用水浸泡30分钟；南瓜去皮去瓤，洗净，切小块。

2 锅内加适量清水烧开，加大米，煮开后转小火煮20分钟。

3 加南瓜块、燕麦片再煮10分钟即可。

（烹饪妙招）也可以将南瓜切块蒸熟后，和燕麦一起熬成粥。

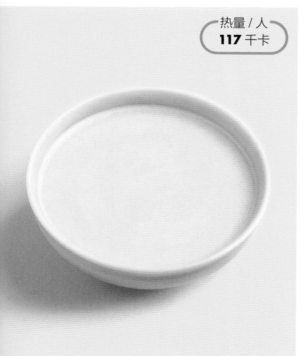

热量 / 人
117 千卡

香蕉苹果奶昔 （饮品）

材料 香蕉、苹果各150克，牛奶200克。

调料 蜂蜜适量。

做法

1 香蕉去皮，切小块；苹果洗净，去皮去核，切小块。

2 将香蕉块、苹果块和牛奶一起放入果汁机中，加入适量饮用水搅打均匀，加入蜂蜜调匀即可。

（烹饪妙招）加入少许蜂蜜，能够起到润肠通便的作用。

肥胖者怎样吃晚餐

肥胖者控压晚餐好搭档

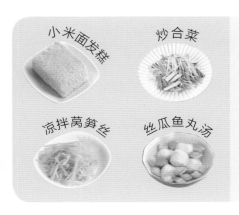

小米面发糕　炒合菜　凉拌莴笋丝　丝瓜鱼丸汤

营养师支招

小米所含的 B 族维生素、膳食纤维及钙、钾等多种营养成分，能起到抑制血管收缩、控血压的作用；莴笋中的钾、镁有利于排钠控压；炒合菜有助于调脂控压、促便、提高免疫力；丝瓜鱼丸汤高蛋白、低脂肪，有助于控血糖、降血脂、瘦身减肥。

肥胖者精选晚餐食谱推荐

小米面发糕 （主食）

材料　小米面 150 克，黄豆面 60 克，酵母粉 3 克。

做法

1 酵母粉用温水化开；将小米面、黄豆面和酵母水加温水和成较软的面团，醒发 20 分钟。

2 将面团整形后放在蒸笼中二次醒发，起锅放水，蒸笼置锅上，大火烧开后转小火蒸半小时至熟，取出凉凉，切小块即可。

烹饪妙招　建议用 35℃ 左右温水化开酵母粉和面。

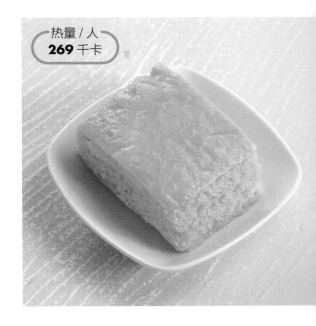

热量 / 人
269 千卡

凉拌莴笋丝 （凉菜）

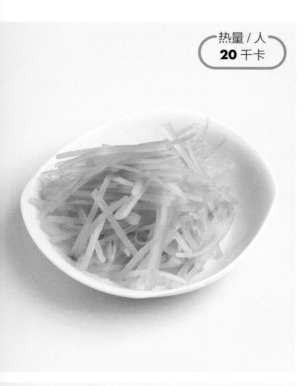

热量/人 20千卡

材料　莴笋 400 克。

调料　醋 3 克，盐 1 克，香油 5 克。

做法

1 莴笋洗净，削皮，切细丝。

2 将莴笋丝放入盘中，加盐、香油、醋拌匀即可。

烹饪妙招 莴笋中的钾有利于排钠，且莴笋不"吃"盐，烹饪时少放盐才能保持其优势。

生菜沙拉 （凉菜）

热量/人 42千卡

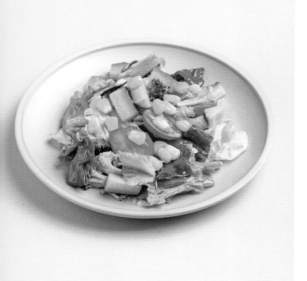

材料　生菜 200 克，黄瓜、紫甘蓝、西蓝花、圣女果、玉米粒各50 克。

调料　油醋汁适量。

做法

1 生菜、紫甘蓝洗净，撕成大片；西蓝花洗净，掰小朵，焯熟；玉米粒洗净，焯熟；黄瓜洗净，切块；圣女果洗净，切片。

2 将所有材料放入盘中，浇上油醋汁拌匀即可。

烹饪妙招 生菜洗后用手撕成片，吃起来会比刀切的口感更佳，且大片的生菜控糖效果更好。

炒合菜 (热菜)

材料 香干、绿豆芽各 100 克，胡萝卜 120 克，芹菜 150 克。

调料 葱段、姜末各 10 克，醋 5 克，香油 2 克，盐 1 克。

做法

1. 绿豆芽、胡萝卜、芹菜、香干分别洗净，胡萝卜切丝，芹菜切段，香干切片。
2. 锅内倒水烧沸，将芹菜段和绿豆芽分别焯水。
3. 锅置火上，倒油烧至六成热，放入葱段和姜末爆香，依次放入香干片、芹菜段、胡萝卜丝、绿豆芽翻炒，加入醋提香，用香油和盐调味即可。

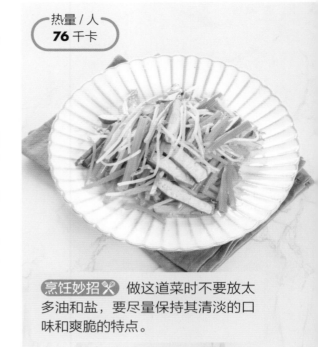

热量 / 人
76 千卡

烹饪妙招 做这道菜时不要放太多油和盐，要尽量保持其清淡的口味和爽脆的特点。

蒜香空心菜 (热菜)

材料 空心菜 250 克。

调料 蒜末 10 克，盐 2 克。

做法

1. 空心菜择去根、老叶，洗净，放入沸水中焯一下，沥干水分。
2. 锅置火上，倒入油烧至六成热，下入蒜末爆香，放入空心菜大火翻炒，加盐调味即可。

烹饪妙招 炒空心菜要用大火快炒，炒出来的空心菜颜色鲜亮，更美味。

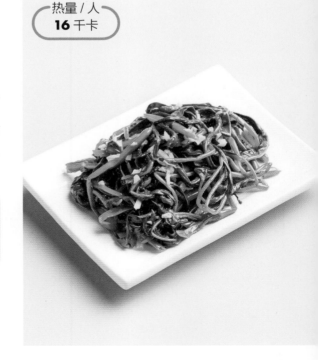

热量 / 人
16 千卡

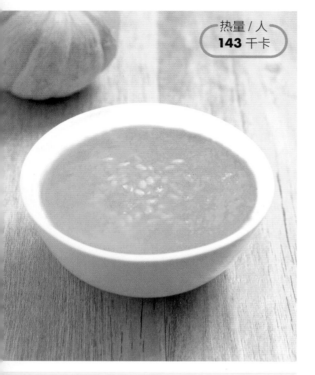

热量/人
143 千卡

糙米南瓜粥 （粥膳）

材料 糙米100克，南瓜120克，干百合15克。

做法

1 干百合泡软，洗净；南瓜去皮和瓤，洗净，切块；糙米洗净，浸泡4小时。

2 锅内加适量清水烧开，加入糙米，大火煮开，15分钟后加入南瓜块，转小火熬煮至粥快熟时加百合，煮5分钟即可。

烹饪妙招 为了减脂控压功效更好，最好不加任何调料。

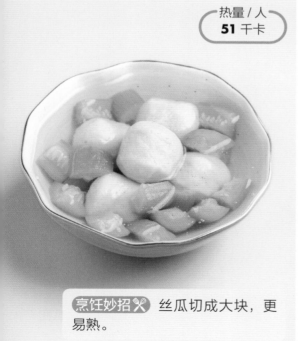

热量/人
51 千卡

丝瓜鱼丸汤 （汤羹）

材料 净草鱼肉100克，丝瓜200克。

调料 葱花、姜片各10克，盐、胡椒粉、香油各3克。

做法

1 草鱼肉切碎；丝瓜洗净，去皮，切块。

2 锅内加水煮开，下入葱花、姜片，水沸后再煮2分钟，捞出葱姜，留下葱姜水。

3 将葱姜水倒入盆内，放上鱼肉碎、盐和胡椒粉拌匀后揉20分钟，制成鱼丸。

4 锅内倒水烧开，放入丝瓜块、鱼丸煮至鱼丸漂起，加盐、香油调味即可。

烹饪妙招 丝瓜切成大块，更易熟。

第**6**章

工作餐、外食、节日餐，
吃对吃好，
体重不增、血压不升

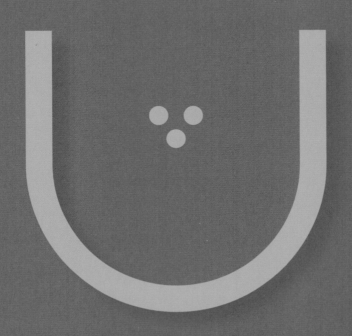

上班族控血压怎么吃

上班族解决午餐，不妨自备一点蔬果

一般情况下，上班族的午餐往往都有动物性脂肪摄入过多、盐分过高、蔬菜量不足的问题，导致膳食纤维和维生素摄入不足。解决这个问题并不难，可以经常自备一些蔬菜和水果，如生菜、黄瓜、番茄等可生食的蔬菜，或苹果、梨、葡萄等应季水果。

上班族自带午餐，做到八成熟即可

对于血压偏高的上班族来说，在外面吃饭，即使把好选择关，会吃进多少油盐也很难自由掌控。如果选择自带午餐，放多少油和盐全由自己决定，更有利于控血压。

不过，自带午餐通常需要用微波炉加热后食用，因此为了防止二次加热影响午餐的整体营养，备餐时，素菜做到八九成熟即可。

上班族午餐营养好搭档

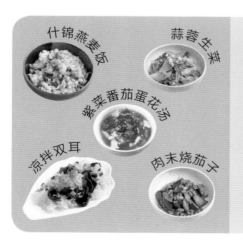

什锦燕麦饭　蒜蓉生菜　紫菜番茄蛋花汤　凉拌双耳　肉末烧茄子

营养师支招

什锦燕麦饭口感滑弹，且可增强饱腹感，加入洋葱、西葫芦、豌豆，更有利于均衡营养，还有助于控血压；木耳和银耳搭配，可以清肠降脂、预防血栓；生菜富含膳食纤维，可以润肠通便、助消化；肉末和茄子，荤素搭配，营养互补；紫菜富含碘、钾、镁，可以通便、控血压。

工作餐精选食谱推荐

什锦燕麦饭 （主食）

材料 大米100克，燕麦50克，虾仁60克，西葫芦30克，洋葱、豌豆各20克。

调料 生抽5克，白胡椒粉少许。

做法

1 大米洗净；燕麦洗净，充分浸泡；将大米、燕麦和适量清水放入电饭锅煮熟，盛出。

2 豌豆洗净，入沸水煮3分钟；虾仁治净，切段，加白胡椒粉、少许油略腌；西葫芦、洋葱洗净，切丁。

3 锅内倒油烧至七成热，放入虾仁、洋葱丁、西葫芦丁翻炒，炒至洋葱丁微至透明，放入豌豆和燕麦饭，并滴入生抽，翻炒片刻即可。

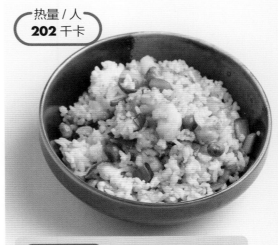

热量/人
202 千卡

烹饪妙招 焖饭中不放青菜是因为焖饭会破坏青菜里的营养，而且煮太久口感就不脆了。

凉拌双耳 （凉菜）

材料 水发木耳、水发银耳各100克。

调料 红辣椒段、葱花各10克，盐3克，香油、醋各少许。

做法

1 将水发木耳和水发银耳洗净，撕成小朵，入沸水焯2分钟，捞出凉凉，沥干水分。

2 锅置火上，倒入适量植物油，待油烧至七成热，放入葱花、红辣椒段炒香，关火。

3 将炒锅内的油连同葱花、红辣椒段均匀地淋在木耳和银耳上，再用盐、醋、香油调味即可。

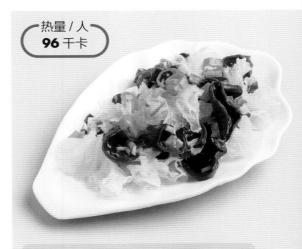

热量/人
96 千卡

烹饪妙招 水发木耳表面常有一些脏物，可用少许醋、盐、面粉或直接用淘米水轻轻搓洗木耳，能快速除去木耳表面的脏物。

醋熘土豆丝 （热菜）

材料 土豆 400 克。

调料 盐 2 克，醋、葱段各 10 克，花椒、干辣椒段各少许。

做法

1 土豆洗净去皮，切细丝，放入凉水中浸泡 5 分钟，沥干水分。

2 锅内放油烧热，放入花椒炸至表面开始变黑，捞出，然后放入干辣椒段，将沥干水的土豆丝倒进去，翻炒几下，放入醋，快熟时加入葱段、盐，炒匀即可。

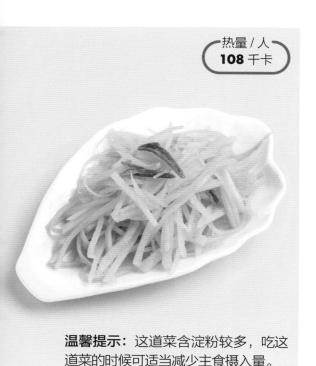

（烹饪妙招✕）切好的土豆不宜放在水中浸泡太久，否则会使其含有的维生素 C 和钾大量流失。

温馨提示： 这道菜含淀粉较多，吃这道菜的时候可适当减少主食摄入量。

蒜蓉生菜 （热菜）

材料 生菜 300 克，大蒜 20 克。

调料 葱末、姜末、生抽各 3 克。

做法

1 大蒜洗净，去皮，切末；生菜洗净，撕成大片，焯熟，控水，盛盘。

2 锅内倒油烧热，爆香葱末、蒜末、姜末，放生抽和少许水烧开，浇在生菜上即可。

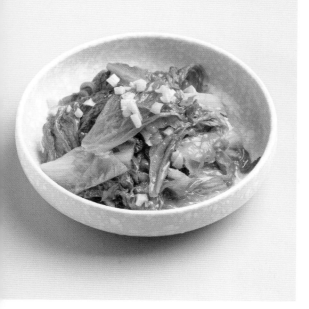

（烹饪妙招✕）生菜要先洗后撕，用水轻轻冲洗就好，以免维生素大量流失。

肉末烧茄子 (热菜)

材料 猪瘦肉 100 克，嫩茄子 400 克，青豆 30 克。

调料 葱花、姜末各 5 克，白糖 2 克，酱油、水淀粉各 3 克，盐 1 克。

做法

1 猪瘦肉洗净，去净筋膜，切末；嫩茄子洗净，去蒂，切滚刀块；青豆洗净。

2 锅置火上，倒入植物油烧热，炒香葱花、姜末，倒入肉末煸熟，下入茄子块、青豆翻炒均匀，加入白糖，淋入酱油和适量清水烧至茄子熟透，放入盐调味，用水淀粉勾薄芡即可。

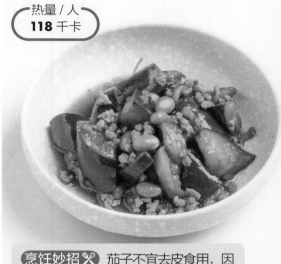

热量 / 人
118 千卡

烹饪妙招 茄子不宜去皮食用，因为茄皮含有丰富的维生素 E、钾、钙、芦丁和花青素等营养成分，可以增强血管壁的弹性，对高血压患者有益。

紫菜番茄蛋花汤 (汤羹)

材料 番茄 300 克，紫菜 5 克，鸡蛋 1 个（约 50 克）。

调料 盐、香油各 2 克，生抽、香菜末、葱花各适量。

做法

1 番茄洗净，去皮，切小块；紫菜泡发洗净，撕小片；鸡蛋打散。

2 锅置火上，倒入植物油烧至六成热，放入葱花炒香，放入番茄块翻炒一下，加生抽、盐炒匀，再加适量水，大火烧开后煮 1~2 分钟，加入紫菜，淋入蛋液，最后加入香油、香菜末即可。

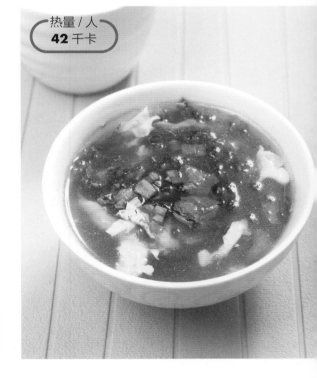

热量 / 人
42 千卡

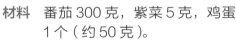

烹饪妙招 番茄去皮煮汤口感更好，可多炖一会儿，汤汁浓稠更好喝。

在外就餐控血压怎样点菜

外出就餐——油多、盐重，各个击破

在外就餐，油、盐用量大，对高血压人群非常不利，尽量减少外出就餐是最佳做法。在外就餐时，可使用以下控油限盐小妙招。

尽量多点蔬菜

尽量多点蔬菜类菜品，以摄入充足的维生素和钾，有利于体内钠钾平衡。但选菜时要避免干锅、干煸等菜品。

少选腌制品

不宜点咸鱼、腊肉、火腿、香肠、腌菜等。如果点的是套餐，最好少吃或不吃其中的小菜（通常是咸菜）。

不点"高油"主食

尽量不点炒饭、炒面等加入大量油和盐的主食，以清淡的粥、杂粮饭为宜。

吃火锅时尽量选清汤锅底

吃火锅时尽量选清汤锅底，多涮蔬菜，少蘸麻酱、香油等调料。

在外就餐营养好搭档

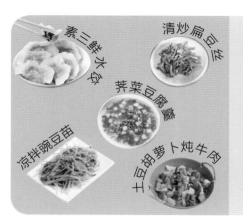

素三鲜水饺　清炒扁豆丝　荠菜豆腐羹　凉拌豌豆苗　土豆胡萝卜炖牛肉

营养师支招

鸡蛋、虾仁和木耳制成三鲜馅，通便又补虚；豌豆苗富含膳食纤维和维生素C，既能消脂解腻，又可促进肠道蠕动；扁豆可润肠通便，降脂控压；土豆、胡萝卜、牛肉，荤素搭配，营养互补；荠菜搭配豆腐，富含蛋白质、维生素C、钾、钙，有助于保护血管、控血压。

外餐族精选食谱推荐

牛肉馅饼 主食

材料 面粉 400 克，牛瘦肉 200 克，大白菜 250 克，葱花 50 克。

调料 酱油、盐各适量。

做法

1. 牛瘦肉洗净，剁成末，加酱油、盐调味；大白菜洗净，切成细末，拌入牛肉末中，加入葱花拌匀制成馅。
2. 面粉用冷水和匀，揉匀，再抹少许植物油，揉匀，静置 10~20 分钟。
3. 面团分成若干直径约 2 厘米的小段，按扁后用擀面杖擀成皮。取面皮包入馅，并捏合成馅饼。
4. 平底锅烧热，倒入适量植物油，下馅饼入锅略按扁后烙熟即可。

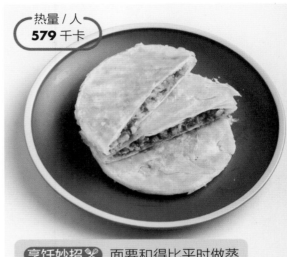

热量 / 人
579 千卡

烹饪妙招 面要和得比平时做蒸饺时软些，吃起来口感更好。

素三鲜水饺 主食

材料 面粉 300 克，鸡蛋 1 个（约 50 克），韭菜 100 克，虾仁、水发木耳各 30 克。

调料 生抽、盐各 2 克，香油适量。

做法

1. 鸡蛋打散，炒熟，盛出备用；虾仁洗净，去虾线，切碎；木耳洗净，切碎；韭菜择洗干净，切碎。将所有食材混匀，加生抽、盐、香油搅匀制成馅料。
2. 面粉中加适量清水，和成均匀的面团，下剂，擀成饺子皮，包入馅料，做成饺子生坯。
3. 锅中加水烧开，下饺子生坯煮沸，再添 3 次冷水，至饺子完全熟透，捞出即可。

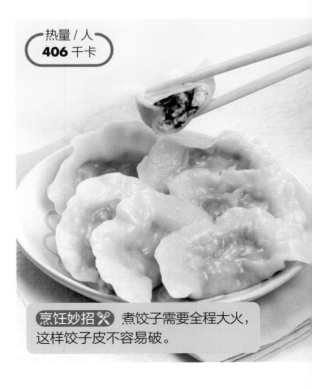

热量 / 人
406 千卡

烹饪妙招 煮饺子需要全程大火，这样饺子皮不容易破。

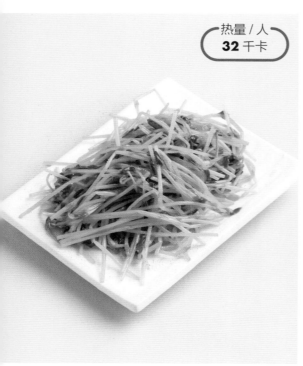

热量/人
32 千卡

凉拌豌豆苗 凉菜

材料 豌豆苗 300 克。

调料 蚝油、白糖、香油各适量。

做法

1 豌豆苗择洗干净，放入沸水锅中烫熟后捞出，切段，放入盘中。

2 取小碗，放入蚝油、白糖、香油，调成味汁，浇在豌豆苗上拌匀即可。

> **烹饪妙招** 调制此菜时，也可以适当加些醋，既提味，又有助于控血压。

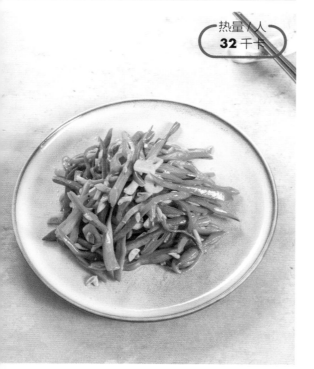

热量/人
32 千卡

清炒扁豆丝 热菜

材料 扁豆 300 克。

调料 蒜片 10 克，盐适量。

做法

1 扁豆洗净，去老筋，切丝，焯水后，捞出控干水分。

2 锅热放油，放入蒜片煸炒出香味，放入扁豆丝翻炒，再加一点儿水略炒至熟，加盐调味即可。

> **烹饪妙招** 扁豆丝要焯水去掉豆腥味，便于翻炒时入味。

土豆胡萝卜炖牛肉 （热菜）

材料 牛肉 250 克，土豆、胡萝卜各 200 克。

调料 料酒、葱段、姜片、酱油各 8 克，大料 1 个，山楂 2 个，香叶 2 片，盐 4 克，香菜段 5 克。

做法

1 土豆、胡萝卜分别洗净，去皮，切块；牛肉洗净，切小块，焯水，捞出。

2 锅内倒油烧热，放入姜片和葱段炒香，放牛肉块翻匀，加入料酒、酱油、大料、香叶和山楂炒匀，再加适量水大火烧开，转小火煮 30 分钟。

3 另起锅放油加热，放入土豆块和胡萝卜块翻炒 2 分钟，然后倒入牛肉锅中一起再炖 15 分钟，最后加盐，大火收汁，撒上葱段、香菜段即可。

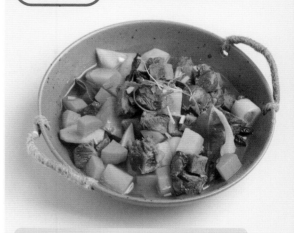

热量 / 人
180 千卡

烹饪妙招 炖牛肉时，可放入一把黄豆，不仅牛肉易熟烂、味道好，而且有助于控压。

荠菜豆腐羹 （汤羹）

材料 荠菜、豆腐各 200 克，猪瘦肉 50 克。

调料 蒜末 5 克，盐 1 克，淀粉适量。

做法

1 荠菜洗净，切碎；豆腐洗净，切块；猪瘦肉洗净，切丝，加入淀粉腌制 5 分钟。

2 锅内倒油烧热，放入蒜末爆香，放入肉丝翻炒，再加适量清水、豆腐块煮开，加入荠菜碎略煮，加盐调味即可。

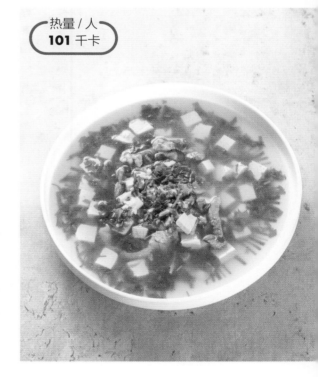

热量 / 人
101 千卡

烹饪妙招 豆腐切好浸入清水中浸泡，可以去除豆腥气。

节日餐控血压怎样吃

高脂、高热量饮食后，这几种食物是刮油小能手

　　高脂、高热量饮食是控血压的大忌。但是在特殊的节日里，又少不了大鱼大肉，在不能避免的情况下，就要适当吃一些助消化、解油腻的食物。

节日餐营养好搭档

苹果

含丰富的膳食纤维，能促进肠道蠕动，将体内多余的脂肪排出体外。

橙子

餐后喝一杯鲜榨橙汁，其所含的有机酸能促消化、解油腻。

木瓜

含有多种酶，不仅可分解蛋白质，也可分解脂肪。

醋

吃过多的鱼、肉等食物感到油腻的时候，适量喝点醋有助于消化。

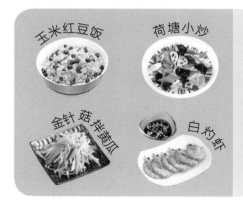

玉米红豆饭　　荷塘小炒

金针菇拌黄瓜　　白灼虾

营养师支招

玉米红豆饭含膳食纤维、钙、钾等，这些营养素都能对抗血压升高；金针菇搭配黄瓜，有助于利尿、降脂、控压；荷塘小炒含钾丰富，富含膳食纤维，有助于控血压；白灼虾富含钙和优质蛋白质，对稳定血压有益。

节日餐精选食谱推荐

玉米红豆饭 （主食）

材料　红豆、玉米碎、大米各 75 克。

做法

1. 红豆、玉米碎、大米分别淘洗干净；大米浸泡 30 分钟；玉米碎、红豆各浸泡 4 小时。
2. 将所有食材放入电饭锅内，加入适量水，按下"蒸饭"键，待提示饭蒸好即可。

> **烹饪妙招** 做玉米红豆饭时，电饭锅提示米饭蒸熟即可盛出，不要在锅内继续加热，以免过度糊化，食用后使餐后血糖骤升。

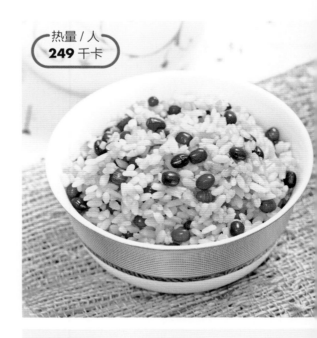

热量 / 人
249 千卡

金针菇拌黄瓜 （凉菜）

材料　金针菇、黄瓜各 150 克。

调料　葱丝、蒜末各 5 克，醋 3 克，盐 1 克，香油 2 克。

做法

1. 金针菇去根，洗净，入沸水中焯透，捞出，沥干水分，凉凉，切段；黄瓜洗净，去蒂，切丝。
2. 取小碗，放入葱丝、蒜末、醋、盐和香油拌匀，制成调味汁。
3. 取盘，放入金针菇和黄瓜丝，淋入调味汁拌匀即可。

> **烹饪妙招** 金针菇一定要煮熟，但同时要留意不要煮太过了，以免影响口感与外观。

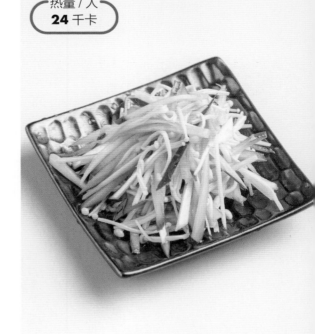

热量 / 人
24 千卡

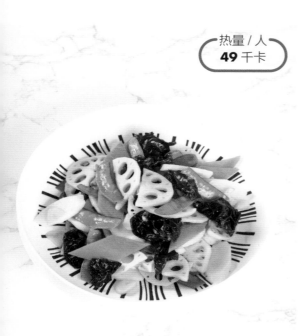

热量 / 人
49 千卡

荷塘小炒 （热菜）

材料 山药、莲藕各 100 克，胡萝卜、荷兰豆各 50 克，干木耳 5 克。

调料 蒜片、盐各少许。

做法

1 干木耳用水泡发，洗净，撕小朵；山药、莲藕、胡萝卜分别洗净，去皮，切片。依次将胡萝卜片、木耳、荷兰豆、莲藕片、山药片焯水。

2 锅热放油，放入蒜片爆香，放入所有蔬菜，迅速翻炒 2 分钟至熟，加盐调味即可。

烹饪妙招 一定要快速翻炒，才能保证清脆的口感。

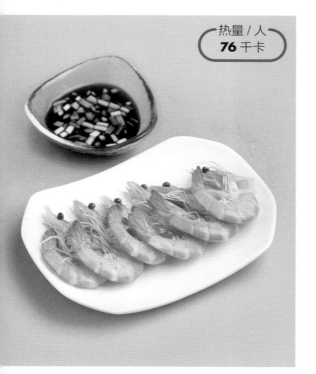

热量 / 人
76 千卡

白灼虾 （热菜）

材料 海白虾 250 克。

调料 葱花、蒜末、生抽、料酒各适量。

做法

1 海白虾剪去虾须、挑去虾线，洗净，加入料酒腌渍 10 分钟去腥。

2 葱花、蒜末、生抽调成料汁。

3 锅内倒入适量清水煮沸，倒入海白虾煮 2 分钟至虾变色，捞出沥干，摆盘，食用时蘸料汁即可。

烹饪妙招 白灼后放冷水里冰一下，可以让虾肉看起来饱满，口感和肉质都会得到改善。

第**7**章

高血压不同证型的中医药膳调理方案

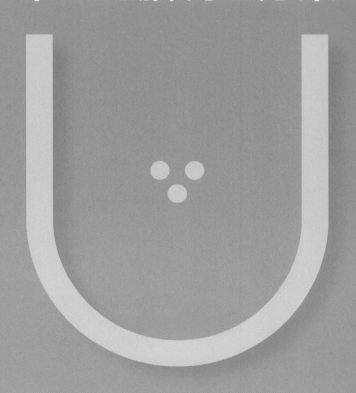

肝火上炎证药膳调理方案

肝火上炎证的典型症状有哪些

- ☑ 时常头晕头痛
- ☑ 急躁，易怒
- ☑ 耳鸣、心烦、睡眠不好、爱做梦

- ☑ 眼睛发干、发红
- ☑ 脸红、口干口苦
- ☑ 舌红苔黄、便秘

肝火上炎证如何食养更有效

　　肝火上炎者通常适宜吃一些具有清泻肝火作用的食物，如绿豆、菊花、芹菜等，还可配合一些具有平肝潜阳作用的食物，如牡蛎、苦瓜等。但应避免过于油腻、辛辣刺激的食物，忌烟酒、咖啡、浓茶等。

推荐药膳方

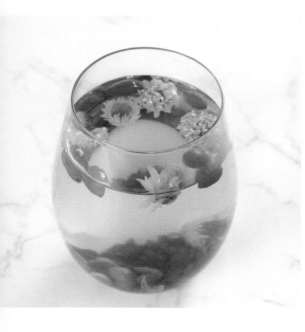

枸杞菊花决明饮 （饮品）

材料　枸杞子、菊花各 10 克，炒决明子 15 克。
调料　冰糖少许。
做法
1 所有材料加适量水同煮，去渣取汁。
2 放入冰糖，代茶饮用。

> **烹饪妙招** 🍴 枸杞子一般不宜和过多性温热的材料如桂圆、红参、红枣等共同食用。

芹菜百合豆腐粥 （粥膳）

材料 芹菜、豆腐、大米各100克，干百合10克。

调料 盐2克，香油、姜丝各3克，葱末5克。

做法

1 芹菜洗净，切段；豆腐洗净，切小块；干百合洗净泡软；大米洗净，用清水浸泡30分钟。

2 锅内加适量水烧开，放入大米煮粥，七成熟时加入豆腐块、百合、姜丝、葱末、盐，再煮至粥将熟，放入芹菜段煮开，调入香油即可。

烹饪妙招 没有干百合，也可以用鲜百合来代替。

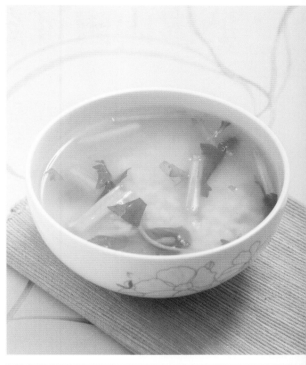

绿豆汤 （汤羹）

材料 绿豆100克。

做法

1 将绿豆洗净，沥干水分后倒入高压锅中。

2 在高压锅中加入沸水，煮25～30分钟至绿豆软烂即可。

烹饪妙招 绿豆中溶出的酚类物质在空气中会发生氧化反应使汤变红色。用高压锅煮绿豆汤可保留绿豆营养成分，避免发生氧化。

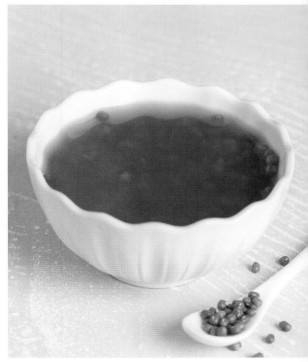

痰湿内阻证药膳调理方案

痰湿内阻证的典型症状有哪些

- ☑ 头重如裹
- ☑ 容易出汗
- ☑ 腹胀、便溏
- ☑ 腹型肥胖
- ☑ 痰多

痰湿内阻证如何食养更有效

痰湿内阻者饮食以清淡易消化、少食多餐为主，适量摄入薏米、赤小豆、荷叶、陈皮等食物，可健脾运湿。避免暴饮暴食，不要吃辛辣生冷油腻的食物，多吃新鲜的蔬果，控制盐的摄入量。

推荐药膳方

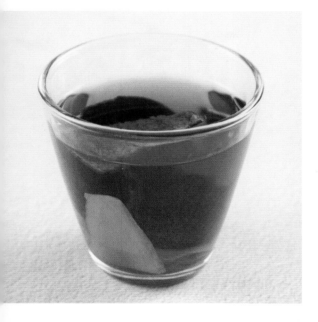

生姜陈皮饮 (饮品)

材料　陈皮5克，生姜2片。
做法　将陈皮和生姜用沸水冲泡后代茶饮即可。

烹饪妙招✖ 没有陈皮，也可以新鲜的橘皮代替。

山药薏米茯苓粥 （粥膳）

材料 山药50克，薏米30克，大米100克，茯苓粉20克，枸杞子5克。

做法

1 山药洗净，去皮后切小块，泡在水里防止氧化；薏米和大米淘洗干净后，浸泡1小时。

2 锅内加入适量清水烧开，将薏米和大米放进锅里，大火煮开后转为小火煮烂，再加入山药块和茯苓粉，继续煮20分钟，最后加入枸杞子，焖10分钟即可。

（烹饪妙招）山药最好选怀山药，控血压效果更好。

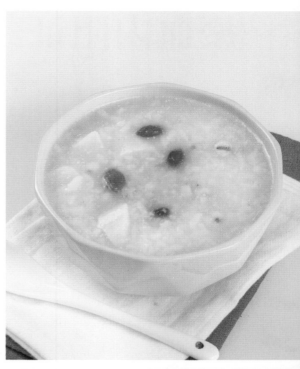

雪羹汤 （汤羹）

材料 荸荠100克，海蜇皮20克。

调料 料酒、香油各4克，盐、醋各3克。

做法

1 荸荠去皮，洗净，切片；海蜇皮用清水略泡，洗净，切成丝。

2 锅内加入适量清水，放入海蜇皮丝、荸荠片，加入料酒、醋，大火烧开后转中火煮15分钟，加盐调味，淋入香油即可。

（烹饪妙招）海蜇皮不能用开水烫，会严重收缩，口感也不好。

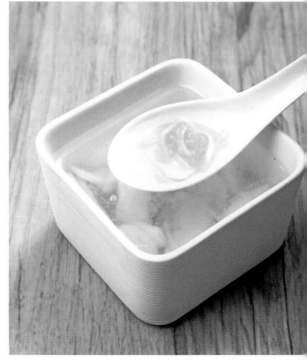

瘀血内阻证药膳调理方案

瘀血内阻证的典型症状有哪些

- ☑ 头晕
- ☑ 头痛如刺
- ☑ 夜晚头部疼痛明显
- ☑ 肢体麻木
- ☑ 胸闷心悸

瘀血内阻证如何食养更有效

　　瘀血内阻者食养以清淡、温平为主，可选一些活血化瘀的食材，比如山楂、桃仁、鲜白茅根、当归等。

推荐药膳方

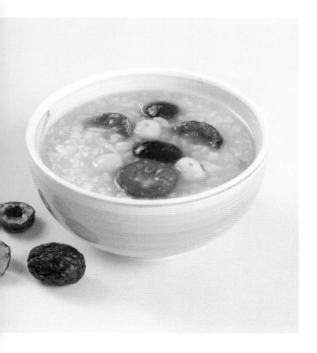

山楂红枣莲子粥 （粥膳）

材料　大米100克，山楂肉50克，红枣8枚，莲子30克。

做法

1. 大米洗净，用水泡30分钟；红枣、莲子洗净，红枣去核，莲子去心；山楂肉洗净。
2. 锅内加入适量清水烧开，加大米、红枣和莲子烧沸，待莲子煮熟烂后放山楂肉，熬煮成粥即可。

> **烹饪妙招** ✂ 粥煮烂后，可根据自己的口味加入红糖，口感也很好。

白茅根控压茶 （饮品）

材料 白茅根干品 10 克。

调料 冰糖适量。

做法

1 将白茅根、冰糖一起放入保温杯中，冲入沸水。

2 盖盖闷泡 15 分钟，即可饮用。

烹饪妙招 加适量冰糖，清热控压的效果更好。

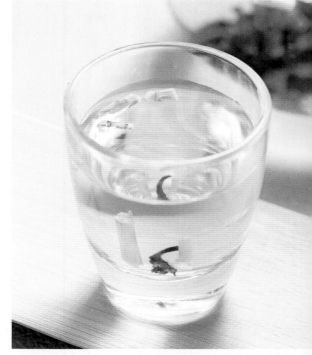

归芪炖鸡 （热菜）

材料 童子鸡1只，黄芪、当归各10克。

调料 盐、料酒、姜片、葱花各适量。

做法

1 将童子鸡治净；黄芪、当归用纱布袋包好，用细线扎紧纱布袋口。

2 锅置火上，在锅中加姜片、葱花、药包及适量清水，然后放入童子鸡，待童子鸡煮熟后，拿出药包，加入盐、料酒调味即可。

烹饪妙招 炖煮这道药膳适合用小火，更能发挥调理效果。

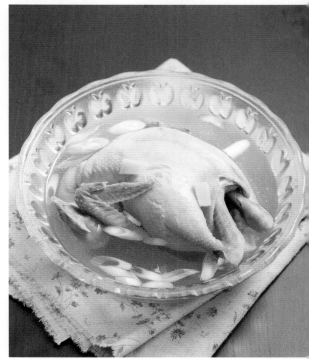

阴虚阳亢证药膳调理方案

阴虚阳亢证的典型症状有哪些

- ☑ 眩晕
- ☑ 腰膝酸软
- ☑ 头重脚轻
- ☑ 两目干涩

- ☑ 耳鸣
- ☑ 五心烦热
- ☑ 口燥咽干

阴虚阳亢证如何食养更有效

　　阴虚阳亢者饮食以清淡、养阴生津为主，可选滋阴潜阳的食材，比如菊花、枸杞子、牡蛎、百合、银耳、葛根等。

推荐药膳方

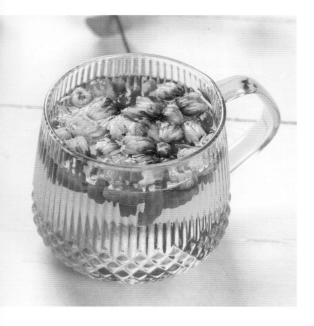

菊花枸杞茶 （饮品）

材料　菊花6朵，枸杞子8粒。
调料　冰糖少许。
做法
1 菊花、枸杞子放入杯中，用沸水冲泡，闷5分钟。
2 加入冰糖，待温热后即可饮用。

烹饪妙招 如果不喜欢冰糖的味道，可以将冰糖换成蜂蜜。

百合银耳炖香蕉 （汤羹）

材料 香蕉 2 根，鲜百合 100 克，干银耳 5 克，枸杞子 10 克。

调料 冰糖适量。

做法

1 银耳洗净，用清水泡开，去蒂，撕成小朵；香蕉去皮，切小段。

2 银耳放入汤锅中，加入适量清水，隔水炖 30 分钟，加入鲜百合、香蕉段、枸杞子、冰糖，再隔水炖 30 分钟即可。

> **烹饪妙招** 香蕉不要提前去皮切片，快煮好的时候再切，防止氧化变黑。

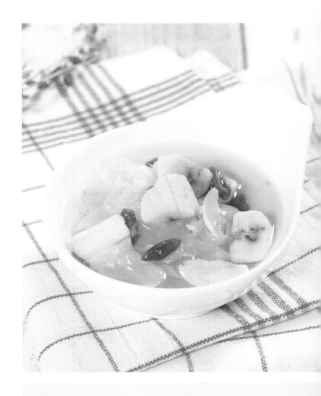

牡蛎小米粥 （粥膳）

材料 小米 200 克，牡蛎肉 50 克。

调料 盐 1 克。

做法

1 小米洗净；牡蛎肉洗净，用盐水浸泡 20 分钟，捞出备用。

2 锅中倒入清水，加入小米煮粥至熟。

3 牡蛎肉放入小米粥中，继续熬煮至牡蛎熟，加盐调味即可。

> **烹饪妙招** 牡蛎煲汤或煮粥食用，营养更容易被人体消化吸收。

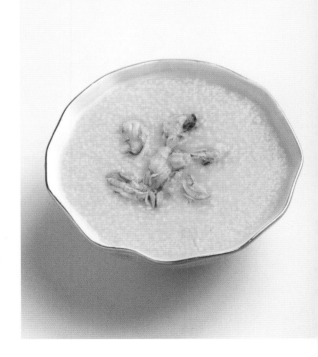

肾精不足证药膳调理方案

肾精不足证的典型症状有哪些

- ☑ 心烦不寐
- ☑ 心悸健忘
- ☑ 耳鸣腰酸
- ☑ 睡眠不安

肾精不足证如何食养更有效

　　肾精不足证高血压患者，饮食调理以补益肾精为主。可以选择的食材有桑葚、莲子、肉桂、乌鸡、枸杞子、香菇等。

推荐药膳方

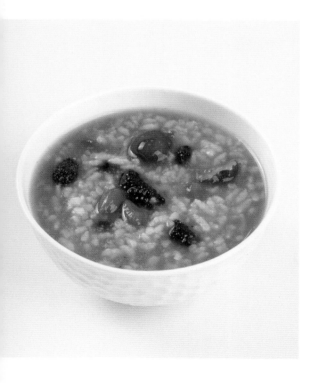

枸杞子桑葚粥 （粥膳）

材料　桑葚 40 克，大米 100 克，枸杞子 10 克，红枣 6 枚。

做法

1. 枸杞子、桑葚洗净；红枣洗净，去核；大米洗净，浸泡 30 分钟。
2. 锅内加适量清水烧开，加入大米和红枣，大火煮开后转小火煮 30 分钟，加入枸杞子、桑葚继续煮 5 分钟即可。

（烹饪妙招🍴）也可以在粥中加少量冰糖或蜂蜜，吃起来口感更好。

党参枸杞煲乌鸡 (汤羹)

材料 乌鸡300克，党参5克，枸杞子、桂圆肉各适量。

调料 姜片、盐各适量。

做法

1 将乌鸡治净，切块，用沸水略烫煮；党参洗净，切段。

2 锅中放入鸡块、党参、姜片、枸杞子、桂圆肉，再加适量清水，隔水炖2小时，调入盐即可。

> **烹饪妙招** 喝此汤时，请勿食用酸性太强的食物，以免增加肝脏负担。

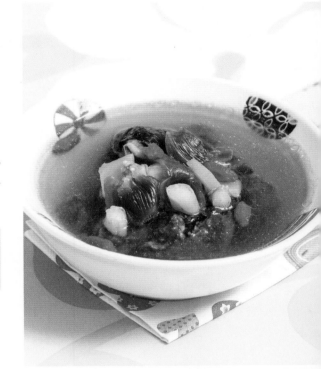

香菇枸杞炖鸡 (热菜)

材料 鸡半只，枸杞子10克，鲜香菇50克。

调料 料酒、姜片、盐、香油、香菜段各适量。

做法

1 鸡肉洗净，切成块，焯去血水；香菇洗净，去蒂，切块；枸杞子洗净。

2 砂锅置火上，放入鸡肉块、香菇块、姜片、枸杞子，加入适量清水、料酒，大火烧开后转小火继续炖煮50分钟，撇去浮沫，淋入香油，调入盐，撒上香菜段即可。

> **烹饪妙招** 选择去皮鸡肉，可以减少脂肪含量。

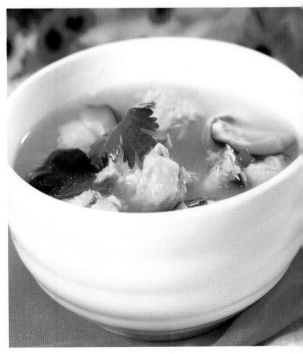

冲任失调证药膳调理方案

冲任失调证的典型症状有哪些

- ☑ 眩晕耳鸣
- ☑ 时寒时热
- ☑ 两胁疼痛
- ☑ 月经周期紊乱、头痛
- ☑ 烦躁不安

冲任失调证如何食养更有效

　　冲任失调者饮食以清淡、富有营养为主，有助于调和冲任。可以选择的食材有红枣、桂圆、阿胶、羊肉、鸡蛋等。

推荐药膳方

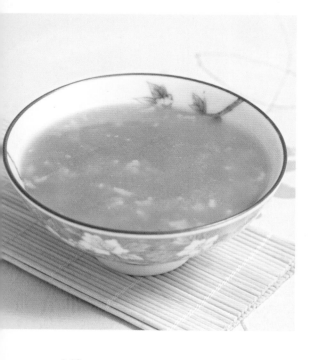

阿胶糯米粥 粥膳

材料　阿胶 12 克，糯米 100 克。
调料　黄酒、红糖各适量。
做法
1. 阿胶用黄酒浸泡化开；糯米浸泡 2 小时。
2. 锅置于火上，放糯米和适量水，大火烧开后改小火熬煮。
3. 粥熟时，放入阿胶，小火继续熬煮。
4. 待粥烂熟时，放红糖，搅匀即可。

烹饪妙招 阿胶忌与萝卜、浓茶同时食用，以免功效相互抵消。

当归生姜黄芪羊肉煲 （汤羹）

材料 羊肉 500 克，当归、黄芪各 15 克，生姜 50 克。

调料 料酒 10 克，盐 4 克。

做法

1 羊肉洗净，切大块，焯水捞出，用温水洗去浮沫；生姜洗净，用刀背拍松；当归、黄芪洗净。

2 锅内倒入适量清水，放入料酒、生姜、当归、黄芪、羊肉块，大火烧沸后，转小火煲 2 小时，加盐调味即可。

> **烹饪妙招** 烹调羊肉时放入生姜，不仅有食养功效，还可以去除羊肉的膻味。

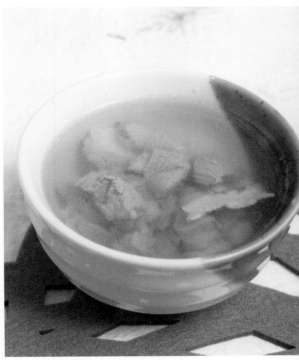

猪肉百合莲枣汤 （汤羹）

材料 猪瘦肉 250 克，莲子、红枣各 10 克，百合 15 克。

调料 冰糖适量。

做法

1 将所有食材洗净，猪瘦肉切块，莲子去心。

2 所有材料加水大火煮沸，去浮沫，用小火炖至酥烂。

3 加适量冰糖稍煮一会儿即可。

> **烹饪妙招** 也可以用适量蜂蜜代替冰糖。

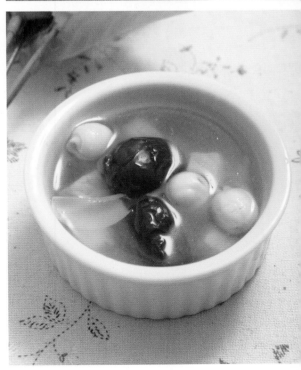

气血两虚证药膳调理方案

气血两虚证的典型症状有哪些

- ☑ 眩晕时作
- ☑ 自汗、盗汗
- ☑ 短气乏力
- ☑ 心悸失眠
- ☑ 口干心烦
- ☑ 腹胀便溏

气血两虚证如何食养更有效

气血两虚者饮食以少食多餐、细软滋补为主，有助于补益气血。可以选择的食材有阿胶、桂圆、红枣、蜂蜜、山药、当归、灵芝、黄芪等。

推荐药膳方

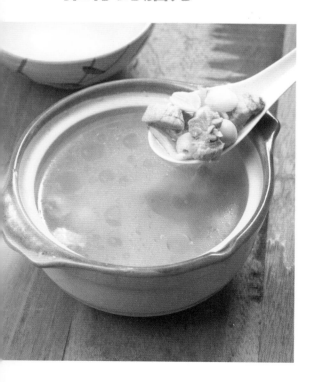

莲子百合煲瘦肉 (汤羹)

材料 猪瘦肉200克，莲子、干百合各30克。

调料 盐、香油各适量。

做法

1 干百合洗净，泡发；莲子洗净，用水浸泡4小时，去心；猪瘦肉洗净，切小块。

2 汤锅中倒入适量清水，放入莲子、百合、瘦肉块，大火烧开后转小火慢炖至肉块熟烂，加入盐调味，淋入香油即可。

> **烹饪妙招** 莲子心可去心火，如果不嫌弃莲子心的苦味，也可以不去除莲子心。

山药羊肉粥 （粥膳）

材料　羊瘦肉、山药各50克，大米
　　　100克。

调料　姜片、盐各3克。

做法

1 羊瘦肉洗净，切成小块；山药洗净
　去皮，切丁；大米洗净，浸泡30
　分钟。

2 锅内加适量清水烧开，加入大米、
　姜片、羊肉块和山药丁，大火煮开
　后转小火煮40分钟，挑出姜片，
　加盐即可。

烹饪妙招　羊肉可先焯水处理，
一方面可以去膻，另一方面去血沫，
煮出的粥品相好。

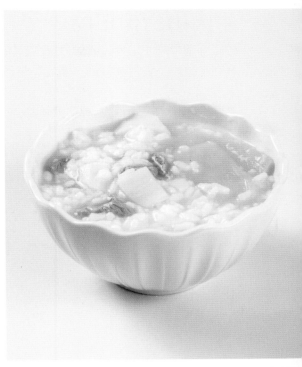

鹌鹑蛋灵芝汤 （汤羹）

材料　鹌鹑蛋10个，灵芝12克，红
　　　枣10克。

调料　白糖适量。

做法

1 灵芝洗净，切小块；红枣去核洗净，
　切碎；鹌鹑蛋煮熟，去壳。

2 将全部材料放进锅内，加适量清水，
　大火煮沸后，小火煮至灵芝有味，
　加白糖，再煮沸即可。

烹饪妙招　在鹌鹑蛋表面划几刀，
炖煮的时候容易入味。

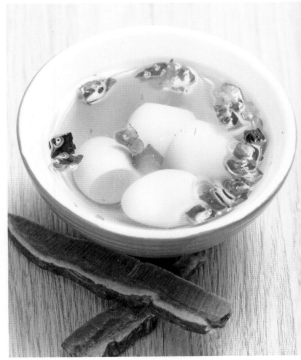

牛肉山药枸杞汤 汤羹

材料 黄牛肉 150 克，山药 100 克，莲子 15 克，桂圆肉、枸杞子各 10 克。

调料 葱段、姜片、料酒、清汤、盐各适量。

做法

1 黄牛肉洗净，切块，焯水，捞出沥干；山药洗净，去皮，切块；莲子、枸杞子、桂圆肉洗净备用。

2 砂锅内放入清汤，放入黄牛肉、葱段、姜片，大火烧开后，加入料酒，改小火炖 2 小时，放入山药块、莲子、枸杞子、桂圆肉，小火炖 30 分钟，加盐调味即可。

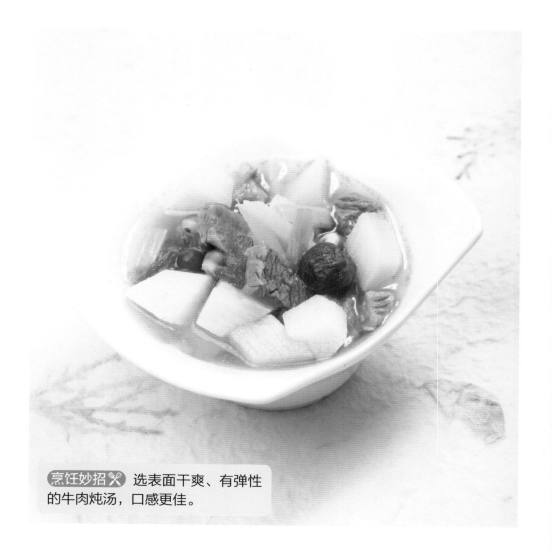

烹饪妙招 选表面干爽、有弹性的牛肉炖汤，口感更佳。

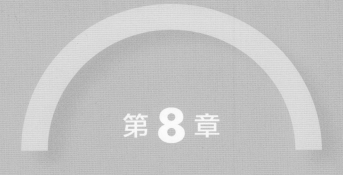

第 **8** 章

高血压特殊人群及
并发症患者的控压饮食

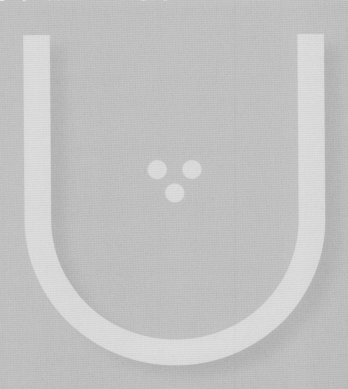

老年高血压患者控压怎么吃

消化功能减弱，每餐七成饱、食物软温烂

老年人的消化功能不比年轻人，饮食过饱或食物太硬都易引起消化不良。同时，吃得过饱会影响心肺的正常功能和活动。另外，消化食物时大量的血液集中到消化道，心、脑供血相对减少，易引发脑卒中。所以老年人应该少食多餐，避免暴饮暴食，饮食做到软、温、烂。

老年人味觉功能下降，更要警惕隐形盐

随着年龄的增长，老年人的味觉功能渐渐下降，对味道的敏感性也下降了，容易在不知不觉中放盐过多。

因此，建议老年人要多加警惕，防止在不经意的情况下摄入太多盐，尤其是隐形盐，如酱油、味精、鸡精、蚝油、豆瓣酱、辣酱、韭菜花、腐乳等高钠调料，以及面包、饼干、蛋糕、点心、冰激凌、奶酪等甜味食品中的隐形盐。

此外，不仅是老年人，所有高血压患者都要警惕隐形盐！

老人易缺钙，适当补钙对控血压更有利

老年人胃酸分泌减少，消化功能减弱，易造成钙的吸收、储备和利用能力减退。若患有其他疾病或服用药物也可能影响钙的吸收和代谢。另外，老年人的皮肤经紫外线合成维生素 D 的能力也逐渐降低，使得老年人更易缺钙。

适当补钙不仅有助于强健骨骼，对软组织也有益，还可以保持血压稳定。若老年人的血钠过高、血钙又过低时，其血压就会明显上升。因此，摄入含钙较多的食物有助于维持血压稳定。

精选食谱

银耳木瓜糙米粥 （粥膳）

材料 木瓜150克，糙米60克，大米30克，水发银耳30克，枸杞子15克。

做法

1 木瓜洗净，去皮除子后切丁；糙米淘洗干净，浸泡4小时；大米淘洗干净，浸泡30分钟；水发银耳洗净，撕成小朵。

2 锅置火上，加适量清水，用大火烧开，加糙米煮沸，转小火煮10分钟，加大米、水发银耳煮20分钟，加枸杞子、木瓜丁，继续煮至粥熟即可。

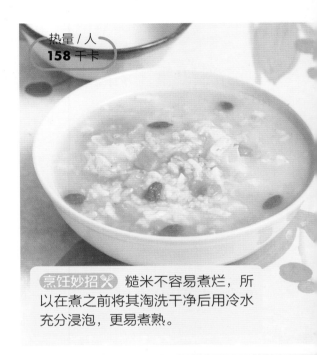

热量/人
158 千卡

烹饪妙招 糙米不容易煮烂，所以在煮之前将其淘洗干净后用冷水充分浸泡，更易煮熟。

白菜炖豆腐 （热菜）

材料 大白菜150克，豆腐250克。

调料 葱段、姜片各5克，十三香3克，大料、酱油各适量。

做法

1 大白菜洗净，切片；豆腐洗净，切块。

2 锅内倒油烧热，放入葱段、姜片、大料炒香，加入大白菜片、酱油翻炒后，倒入适量清水没过大白菜，加入豆腐块；大火烧开后转中火炖10分钟，加十三香调味即可。

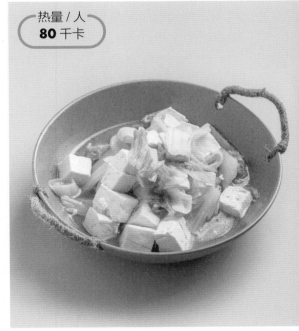

热量/人
80 千卡

烹饪妙招 炒白菜时要大火，炒软后再加水，不然白菜会有生涩味道，影响口感。

妊娠高血压患者控压怎么吃

控制热量的摄入，避免孕期体重增加过快

　　孕妇一定要控制食物的摄入量，不能过量进食，特别是高糖、高脂肪食物，如果孕期不加限制，会使胎儿生长过大，给以后的分娩带来一定困难。热量摄入过多还易导致孕妇体重增加过快，肥胖是导致妊娠高血压的重要因素，饮食调整可帮助孕妈妈控制体重。孕早期无须特别增加热量，孕中、晚期可在未孕状态1800千卡热量的基础上每天分别增加300千卡、450千卡即可。

适当增加优质蛋白质的摄入

　　患妊娠高血压的孕妇，尤其是重度患者，由于尿中丢失蛋白过多，常伴有低蛋白血症。因此，应及时摄入优质蛋白质，以保证胎儿的正常发育。每日适宜补充的蛋白质量可参考体重，要以优质蛋白质为主，每千克标准体重蛋白质摄入量以0.6~0.8克为宜。如体重60千克者，每天宜摄入36~48克蛋白质。需要注意的是，如果患有高血压并发肾功能不全，则应限制蛋白质的摄入。

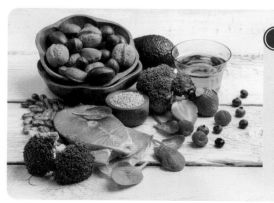

专家答疑　家庭控血压高频问题

钙、铁可以同时补吗？

孕妈妈在吃富含铁的食物或服用铁剂时，不要同时服用钙剂或者含钙的抗酸剂。这是因为钙会影响身体对铁的吸收。在服用铁剂时也不要喝牛奶，否则牛奶中的钙、磷会阻止铁的吸收。

精选食谱

豆浆燕麦粥 (粥膳)

材料 黄豆 60 克，燕麦 70 克。

做法

1 黄豆洗净，浸泡 10~12 小时；燕麦洗净，浸泡 4 小时。

2 把浸泡好的黄豆倒入豆浆机中，加水至上下水位线之间，煮至豆浆机提示豆浆做好，盛出。

3 将燕麦加适量清水放入锅中煮熟，加入豆浆略煮即可。

> **烹饪妙招** 可以根据个人口味，适量添加蜂蜜。

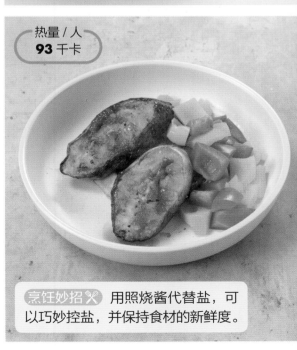

热量 / 人
157 千卡

彩椒烤鳕鱼 (热菜)

材料 鳕鱼块 300 克，黄彩椒、红彩椒各 30 克。

调料 照烧酱 2 克。

做法

1 鳕鱼块洗净，用厨房用纸吸干水分。

2 鳕鱼块放在保鲜盒内，倒入照烧酱，抹匀后腌渍 15 分钟。

3 黄彩椒、红彩椒洗净，去蒂及子，切丁，放入沸水中焯熟，捞出沥干。

4 烤盘内铺入锡箔纸，刷上薄薄一层油，鳕鱼块放在锡箔纸上，放入 180℃ 预热的烤箱，上下火烤制 15 分钟。

5 取出后用彩椒丁点缀即可。

热量 / 人
93 千卡

> **烹饪妙招** 用照烧酱代替盐，可以巧妙控盐，并保持食材的新鲜度。

儿童高血压患者控压怎么吃

饮食原则：三高三低

儿童高血压患者除需补充优质蛋白质和维生素外，还宜遵循"三高三低"的饮食原则，即高维生素、高膳食纤维、高钙，低盐、低脂、低糖。具体来说，就是在日常饮食中多吃新鲜蔬果以及豆制品、鱼肉、牛奶等富含钙的食物；口味宜清淡少盐，每日摄盐量应严格控制，少吃油腻、辛辣、过咸、过甜的食物。

少吃一口饿不着，别过量饮食

肥胖，是高血压的诱因之一。临床发现，凡是体重超过正常值 20% 的，尤其是体重增长超过身高增长速度的孩子，是高血压青睐的人群之一。这一点应该引起家长们的重视，谨防孩子饮食过量。

孩子正处于长身体的阶段，需要多吃一些，有些家长总是担心孩子吃不好、吃得少，想方设法让孩子多吃点。但事实上，对于现在的孩子来说，营养过剩的问题要远远重于营养不足的问题。因此家长更应担心的不是孩子吃不饱、吃不好，而应注意别让孩子过量饮食、错误饮食。记住，肥胖是一口一口吃成的！

尽量避免含糖饮料

碳酸饮料和各类果汁是孩子们喜欢的，其中糖分含量都非常高，饮用后可额外获得不少热量，进而影响正餐进食，长此以往不仅易造成蛋白质、某些维生素、矿物质摄入不足，也是造成儿童肥胖、儿童高血压等病症的一大诱因。

对于家长来说，应坚决拒绝碳酸饮料和果汁上餐桌。孩子特别想喝时，最好不购买成品，可自制少量果汁和蔬菜汁，使孩子获得丰富的维生素和矿物质。

精选食谱

萝卜蒸糕 （主食）

材料 大米粉、胡萝卜、白萝卜各150克。

调料 盐2克。

做法

1 白萝卜、胡萝卜洗净，切丝，加盐腌5分钟，挤干；大米粉加水调成米糊。

2 锅内倒油烧热，倒入胡萝卜丝、白萝卜丝翻炒，倒入大米糊搅拌均匀。

3 取蒸碗，倒入萝卜米糊，蒸30分钟，取出凉凉，切块即可。

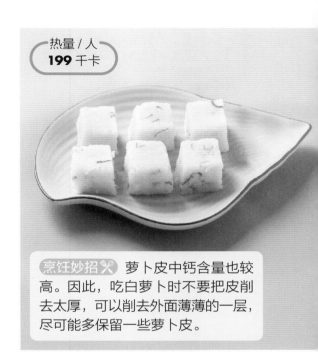

热量/人
199 千卡

（烹饪妙招🍴）萝卜皮中钙含量也较高。因此，吃白萝卜时不要把皮削去太厚，可以削去外面薄薄的一层，尽可能多保留一些萝卜皮。

秋葵炒鸡丁 （热菜）

材料 秋葵、鸡胸肉各150克，红彩椒60克。

调料 盐、生抽各1克。

做法

1 秋葵洗净，切小段；鸡胸肉洗净，切丁；红彩椒洗净，去蒂及子，切小块。

2 锅内倒油烧热，放入鸡丁翻炒至变色，放入秋葵段、红彩椒块炒至断生，淋上生抽，加盐调味即可。

（烹饪妙招🍴）秋葵下锅后，放点水，可以让秋葵保持绿色。

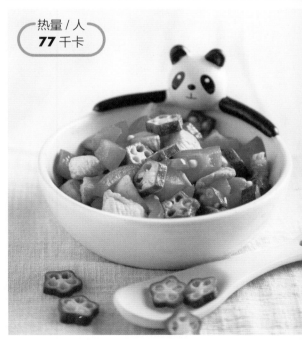

热量/人
77 千卡

高血压并发糖尿病患者控压怎么吃

饮食清淡，定时定量，少食多餐

高血压患者饮食应该清淡少盐，避免油腻及辛辣刺激性食物。如果同时患有糖尿病，还需要根据个人的身高、体重等计算出每日所需的总热量，并严格控制每天的热量摄入在 20～25 千卡 / 千克标准体重，以维持理想体重或标准体重。每天至少安排 3 餐，饮食要定时定量。对于餐后血糖较高的高血压患者，可在总热量不变的前提下安排 4～5 餐，这样可避免餐后血糖飙升。

适量摄入全谷杂粮，有助于控压控糖

高血压并发糖尿病患者应多以全谷杂粮为主食，注意粗细搭配，如在精白米面中加小米、黑米、高粱、豆类等，少喝粥，同时适当增加薯类，如红薯、山药等。需要注意的是，以薯类作主食时，要采取蒸、烤、煮的方式，而不宜煎、炸，以免摄入过多油脂。

水果选择低糖的，每天不多于 150 克

在血糖控制较好的前提下可适当吃水果，但应选糖分低的水果，比如番石榴、杨梅、杨桃、草莓、木瓜、柚子、梨等，而且要控制量。对于血糖控制稳定的高血压患者，每天可以吃 100～150 克水果，最好在两餐之间吃。

精选食谱

杂粮饭 (主食)

材料 大米、糙米、小米、红豆、绿豆各 30 克。

做法

1 大米、小米分别洗净，大米用水浸泡 30 分钟；糙米洗净，用水浸泡 2 小时。

2 红豆、绿豆混合洗净，用清水浸泡 5 小时。

3 将大米、小米、糙米、红豆、绿豆倒入电饭锅中，加适量水，摁下"蒸饭"键，蒸至电饭锅提示米饭做好即可。

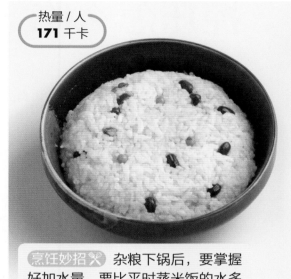

热量 / 人
171 千卡

(烹饪妙招) 杂粮下锅后，要掌握好加水量，要比平时蒸米饭的水多一些。

凉拌生菜 (凉菜)

材料 圆生菜 300 克。

调料 葱花、蒜蓉各 5 克，盐、香油各 2 克。

做法

1 圆生菜洗净，沥干水分，撕成片。

2 将洗好的生菜放入大碗中，加入盐、蒜蓉、葱花、香油拌匀即可。

(烹饪妙招) 生食生菜可最大限度地吸收其营养成分。

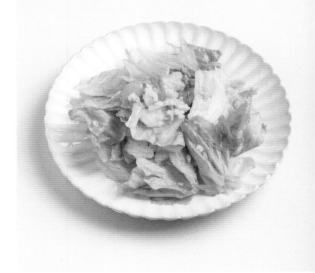

热量 / 人
14 千卡

高血压并发血脂异常患者控压怎么吃

食材选择要坚持"四低一高"

高血压并发血脂异常患者，在日常饮食的选材中应坚持"四低一高"，即低脂肪、低胆固醇、低糖、低盐、高膳食纤维。

低脂肪 每日烹调用油宜控制在 25 克以下，宜选用植物油，少食动物油，忌食油脂含量过高的油炸食品。

低胆固醇 避免食用肥肉、动物内脏、鱼子、蟹黄、奶油、油腻的汤，鸡肉、鸭肉宜去皮食用。鸡蛋每天不超过 1 整个。

低糖低盐 远离过甜、过咸的食物，如蛋糕、巧克力威化饼干、咸鸭蛋、酱菜等。

高膳食纤维 多吃全谷杂豆薯类食物，如玉米、红豆、芸豆、鹰嘴豆、红薯、玉米面、小米、燕麦、藜麦等含膳食纤维较多的食物，多吃绿色蔬菜和新鲜水果。

控制反式脂肪酸的摄入

日常饮食中，尽量选择不含反式脂肪酸的食品，当食品配料表中出现"氢化油""起酥油""植物黄油""酥皮油"等字眼时要格外当心。烘烤食品如面包圈、丹麦卷，袋装零食如玉米片、土豆片，人造黄油及其制品，饼干、蛋糕中都可能含有较高的反式脂肪酸。

植物油在长时间高温加热的过程中（如煎、炸时），可能会产生少量反式脂肪酸，同时也会导致正常的脂肪氧化变成有害健康的物质，因此烹调时尽量避免反复煎炸。

精选食谱

南瓜鲜虾藜麦沙拉 （凉菜）

材料 藜麦 20 克，虾仁、南瓜、生菜各 100 克。

调料 盐、橄榄油、黑胡椒、醋各适量。

做法

1 藜麦洗净，浸泡 4 小时，煮熟，捞出沥干；南瓜去皮、去瓤，洗净，切成厚片，蒸熟；生菜洗净；虾仁去虾线，洗净，焯熟。

2 将处理好的藜麦、虾仁、南瓜片、生菜放入盘中，加盐、橄榄油、黑胡椒、醋拌匀即可。

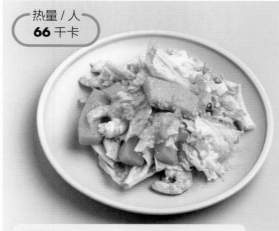

热量 / 人
66 千卡

烹饪妙招 虾可存放于冰箱中保鲜，但在放入冰箱前，最好先用沸水或滚油烹至断生，凉凉后再放入冰箱，这样可保持鲜味。

玉米粒炒空心菜 （热菜）

材料 空心菜 300 克，玉米粒 100 克，柿子椒 50 克。

调料 盐、葱花、姜末、蒜末各适量。

做法

1 空心菜洗净，入沸水中焯烫，沥干，切段；柿子椒洗净，去蒂及子，切丁。

2 锅内倒油烧至七成热，爆香姜末、蒜末，倒玉米粒、空心菜段、柿子椒丁炒熟，加盐调匀，撒上葱花即可。

热量 / 人
59 千卡

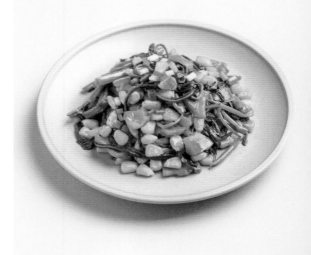

烹饪妙招 用淘米水浸泡空心菜，炒出来的空心菜不容易变黑，还可以去除残留在空心菜上的农药。

高血压并发痛风患者控压怎么吃

优选低嘌呤，适量中嘌呤，远离高嘌呤

低嘌呤食物可以每天食用，作为主餐、配菜都是健康的食材选择，如大米、玉米、白菜、鸡蛋、苹果、牛奶等，但要注意营养搭配。为了避免长期过度低嘌呤饮食导致营养缺乏，除了低嘌呤食物外，中嘌呤食物也要适当食用，但是不能经常占据食谱的主食、主菜位置。高嘌呤食物要远离，绝大多数海鲜、动物内脏、肉汤、鱼子和动物肉的嘌呤含量都较高。

首选凉拌菜和蒸煮菜

蔬菜含有较多的维生素C及多种抗氧化成分，煎炸等高温烹调方式会导致其营养成分被分解破坏。控制蔬菜嘌呤含量的最好烹调方式是凉拌。凉拌菜最重要的步骤是焯水，可以将大部分嘌呤溶解在水中。对一些根茎类蔬菜，也可以选择蒸、煮的方式烹调。炒制时，最好大火快炒，能更好地保存其营养。

合理选择粗粮

粗粮富含膳食纤维，而多数痛风患者伴有代谢综合征，适量食用膳食纤维可改善代谢综合征，进而改善痛风患者的整体代谢情况。有人认为，血尿酸高和痛风的人是不能吃粗粮的，理由是粗粮所含嘌呤高于细粮，所以建议痛风患者的主食多选择细粮。这是过时的观念。目前建议痛风患者多选用全谷类食物。推荐每天摄入50～150克全谷类和杂豆，50～100克薯类，而不是只吃精米白面。谷类作为一种植物性食物，其中的嘌呤导致血尿酸增高的可能性很小，而全谷类或粗杂粮中的膳食纤维、维生素和矿物质，对痛风患者的健康有益，也有助于减少热量摄入。

精选食谱

蔬菜蒸蛋 (热菜)

材料　鸡蛋3个（约150克），大白菜叶、小油菜各50克。

调料　葱末10克，酱油3克，盐2克，香油少许。

做法

1 大白菜叶、小油菜择洗干净，切碎；鸡蛋洗净，磕入碗中，打散，加入适量凉白开，加盐和菜碎搅拌均匀。

2 蒸锅置火上，倒入适量清水，放入搅拌好的鸡蛋液隔水蒸，大火烧开后转小火蒸8分钟，取出，撒上葱末，淋上酱油和香油即可。

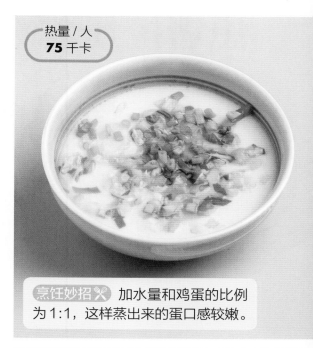

烹饪妙招 加水量和鸡蛋的比例为1:1，这样蒸出来的蛋口感较嫩。

凉拌苦瓜 (凉菜)

材料　苦瓜200克。

调料　盐3克，香油5克，花椒少许。

做法

1 苦瓜洗净，切片，焯熟，沥干。

2 锅置火上，放油烧热，放入花椒爆香，将烧好的花椒油淋在苦瓜上，加盐、香油拌匀即可。

烹饪妙招 在烹调此菜时，加适量花椒可以有效去除苦瓜的苦味。

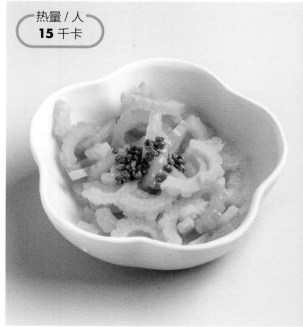

高血压并发肾功能不全患者控压怎么吃

限制蛋白质的摄入量

高血压并发肾功能不全患者需限制蛋白质的摄入量，以减轻肾脏负担。可以按照每千克标准体重0.6~0.8克蛋白质来计算摄入量，每天40~50克。且应以动物性蛋白为主，如鱼肉、瘦肉、鸡蛋白、奶制品等都是不错的选择。

钙、铁的摄入要充足

肾功能不全者由于肾小球基膜通透性增加，除易丢失白蛋白以外，还易丢失与蛋白结合的某些元素及激素。如钙流失会导致骨质疏松，发生低钙血症，因此高血压并发肾功能不全患者应多进食奶类及奶制品。

忌摄入过多的钾

肾功能不全时，肾小管的再吸收功能减弱，肾脏清除率降低，多吃含钾的食物易造成血钾蓄积，出现乏力、心律失常等不适感。因此要少吃钾含量高的食物，如黄豆、红豆、绿豆、黑豆及豆制品、香蕉、橙子、红薯等。另外，无盐酱油含钾高不宜食用。

避免一次性大量喝水

当肾功能不全且排尿减少时，水分会潴留在体内，使心脏和血管的负荷增加，造成全身水肿、体重增加、咳嗽、呼吸急促，并发心力衰竭，也不利于高血压的控制。因此，水分摄入宜适量，避免大量喝水，以保证不渴为基本原则。

专家答疑 家庭控血压高频问题

高血压并发肾功能不全者可以吃低钠盐吗？

虽然低钠盐可以减少钠的摄入，但是因为低钠盐中往往含有较多的钾，因此肾功能不全者不宜选用低钠盐，可以通过少放盐、多用醋调味等方式来减少钠的摄入。

精选食谱

玉米面馒头 (主食)

材料　面粉 150 克，玉米面 100 克，酵母粉 3 克。

做法

1 酵母粉加入适量水化开，倒入装有玉米面、面粉的盆中搅拌，然后倒入适量水搅匀，揉成光滑的面团，盖保鲜膜，放温暖处发酵至原体积 2 倍大。

2 发酵好的面团放在案板上再次揉匀，完全排气，搓成长粗条，分成小剂，揉圆成馒头生坯。

3 将馒头生坯放入铺好湿布的蒸屉上醒发 20 分钟，大火烧开后转中火蒸 15 分钟，关火闷 5 分钟即可。

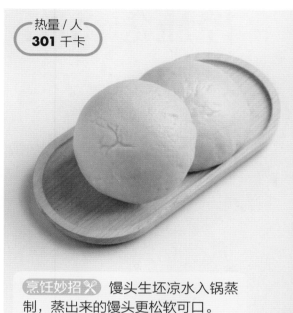

热量 / 人
301 千卡

烹饪妙招 馒头生坯凉水入锅蒸制，蒸出来的馒头更松软可口。

芦笋炒肉 (热菜)

材料　猪瘦肉、芦笋各 150 克，水发木耳 60 克。

调料　盐 2 克，蒜片、胡椒粉各少许。

做法

1 水发木耳洗净，切丝；猪瘦肉洗净，切条；芦笋洗净，切段。

2 锅烧热，加入植物油，爆香蒜片，再放入猪肉条、芦笋段和木耳丝翻炒均匀，加入盐和胡椒粉调味即可。

烹饪妙招 芦笋用开水焯一下再炒，可以保持芦笋的本色，且更易熟。

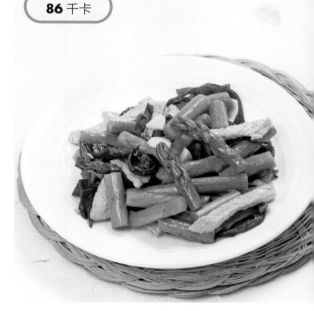

热量 / 人
86 千卡

高血压并发脑卒中患者控压怎么吃

限制脂肪和胆固醇的摄入

猪油、牛油、奶油等动物脂肪和蛋黄、鱼子、动物内脏、肥肉等胆固醇含量较高的食物，高血压患者要限量摄入，因为这些食物中所含饱和脂肪酸可使血中胆固醇浓度明显升高，加速动脉粥样硬化，进而导致脑卒中。

适当吃点大豆及其制品

大豆及其制品是优质蛋白质和大豆卵磷脂、植物甾醇的良好来源，有助于降低血液中的胆固醇，并调节血脂；大豆中的低聚糖可促进肠道内有益菌的繁殖，有利于胃肠的健康；大豆及其制品还富含钙。所以，在日常饮食中适当添加一些大豆，对于高血压患者是有好处的。

因此，建议高血压患者三餐中适当多吃一些大豆及其制品，并注意减少动物性食物的摄入，这样不仅可以获得优质蛋白质，还可避免摄入过多的脂肪与胆固醇，从而降低患高血压的风险。

多吃富含维生素 C 的蔬果

新鲜蔬果富含钾和多种维生素、植物营养素，能增强血管弹性，降低发生脑卒中的危险性。尤其要常吃番茄、洋葱等富含类黄酮、番茄红素的食物，对预防血管狭窄和栓塞有良好作用。

精选食谱

海带炖豆腐 （热菜）

材料 豆腐、水发海带各 300 克。

调料 葱花、姜末、盐各 1 克。

做法

1 将水发海带洗净，切成片；豆腐先洗净，切大块，焯水沥干，然后切成小方块备用。

2 锅内倒入适量油，待油烧热时，放入姜末、葱花煸香，然后放入豆腐块、海带片，加入适量清水大火煮沸，再加入盐，改用小火炖，入味即可出锅。

> **烹饪妙招** 选择老豆腐烹制此菜，豆腐不容易破碎，而且味道更好。

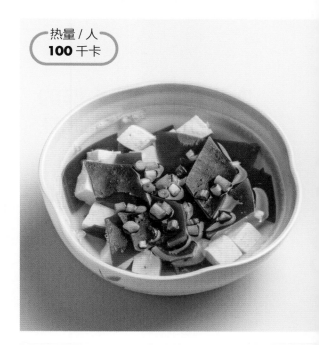

热量 / 人
100 千卡

番茄洋葱蛋花汤 （汤羹）

材料 番茄、洋葱各 100 克，鸡蛋 1 个（约 50 克）。

调料 盐 2 克。

做法

1 将番茄洗净，焯烫后去皮，切块；洋葱洗净，切碎；鸡蛋打散，搅拌均匀。

2 锅置火上，倒入适量清水大火煮沸，加入洋葱碎、番茄块，转小火煮 2 分钟。

3 待汤煮沸后，加入鸡蛋液，搅拌均匀，加盐调味即可。

> **烹饪妙招** 蛋液倒入速度要慢，定型之前不要搅动，否则会让蛋花稀碎。

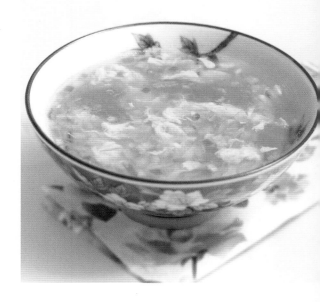

热量 / 人
42 千卡

吃动平衡：
不同人群的控血压运动处方

血压正常高值人群的运动处方：牢牢扼住血压升高的苗头

血压正常高值是指血压超过正常值，但仍未达到高血压标准的状态，血压处于 120～139/80～89mmHg，在体检时发现血压偏高，一部分人感觉正常，也有人会感到头痛、头晕、疲乏等。血压正常高值属于过渡阶段，如果控制不当，血压会继续升高。这个阶段合理的运动对于控血压有积极意义。

运动处方：游泳

准备： 游泳前要做好准备工作，可做做徒手操、肢体伸展运动，使肌肉和关节活动开，防止受伤及意外发生。

速度： 不要过快，也不宜过猛，以自己能承受为度。

运动时间： 不宜过长，每次以 30～60 分钟为宜。

运动频率： 每周 1~2 次。

控压功效： 放松肌肉，强健血管。

普通高血压患者的运动处方：稳控血压，远离并发症

对于普通高血压患者来说，快走和慢跑是比较适宜的有氧运动项目，它们通常对场地要求不高，不需要任何运动设施，也不需要昂贵的器材，只要有一双运动鞋就可以了。快走和慢跑既不剧烈，又可随时调整运动量。快走和慢跑运动强度中等，还能够增强人体的心肺功能、促进新陈代谢，对于控血压有很好的作用。

运动处方：快走与慢跑

准备： 一双运动鞋，饮用水，提前热身。

速度： 快走，约 120 步 / 分；慢跑，120～140 米 / 分。

运动时间： 每次 30～60 分钟。

运动频率： 每周 5 天及以上。

控压功效： 增强心肺功能，促进新陈代谢，控血压。

减肥消脂控血压的运动处方：控体重，调血脂，稳血压

肥胖的高血压人群通常血脂也高，很容易出现动脉粥样硬化，可以通过运动来控制体重、调节血脂、调控血压。但肥胖者步行运动量过大，容易造成膝关节损伤，建议控制体重的同时逐渐增加运动量。

运动处方：爬山

准备： 一双合适的登山鞋、手杖、防寒或防晒工具，运动前做好准备活动。

运动时间： 每天 40~60 分钟（每次运动持续时间不应少于 20 分钟，以达到消脂效果）。

运动频率： 每周 3 次。

强度： 40%~70% 最大耗氧量。

控压功效： 消耗热量、降血脂、恢复血管弹性。

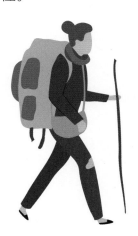

不同年龄段高血压患者的运动处方：运动要因人而异

青年高血压患者怎样运动

除了血压未得到有效控制者，青年高血压患者适宜进行各种运动项目，只是不宜参加激烈的体育比赛和单纯力量性的抗阻运动。

运动处方：快走或跑步

准备： 一双运动鞋，饮用水，提前做好热身。

速度： 快走，120~140 步/分；跑步，180~200 米/分。

运动时间： 快走，每次锻炼 30~60 分钟，最好在行走过程中有一段带有坡度的路程；跑步，先从 100 米开始，待适应后，每 2 周或每月增加 1000 米，一般增至 5~10 千米即可，跑步先从 8~10 分钟开始，以后可按不超过目标心率为标准掌握适宜的运动量。

运动频率： 每周 5 次及以上。

控压功效： 促进新陈代谢，控体重，调节血脂。

中年高血压患者怎样运动

一般的有氧运动都适合中年人，快走、慢跑、骑自行车等都是很理想的项目。中年人工作繁忙，最好能与日常工作和生活相结合，运动贵在坚持。

运动处方：快走 + 慢跑 + 做操 + 自己喜爱的运动项目

准备： 运动鞋，饮用水，运动前充分舒伸、活动四肢。

速度： 每分钟行走 100 步；每分钟跑步 80~100 米；做操 10 分钟。

运动时间： 每次快走 10 分钟 + 慢跑 5 分钟 + 做操 10 分钟，再做自己喜爱的运动项目 10~15 分钟。

运动频率： 每周坚持 5~7 天。

控压功效： 增强血管弹性，促进血液循环。

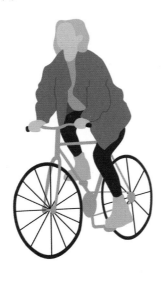

老年高血压患者怎样运动

老年高血压患者应选择自己能承受还能使全身得到锻炼的项目，比如广播体操、太极拳、慢跑、快走、散步等。老年人的时间较为充裕，可以选择运动强度低、时间长的项目。

运动处方：伸展运动 + 跑步与快走结合 + 太极拳、八段锦

准备： 运动鞋，饮用水，做好热身（包括活动关节、握拳甩手等）。

速度： 每分钟行走 100 步；每分钟跑步 50 米。

运动时间： 做伸展运动 15~20 分钟；每次跑步与快走结合 20~30 分钟，具体跑、走的比例可从行走 100 步和跑步 50 米开始，每天反复进行 5 组，1 周后每天增加 1 组，直至每天 10 组，以后逐渐减少行走的时间，增加跑步时间；最后打 10 分钟的太极拳或八段锦。

运动频率： 每周至少锻炼 5 次。

控压功效： 促进新陈代谢，预防脑卒中。